Lynda AOUDIA

Radiografia do tórax

Lynda AOUDIA

Radiografia do tórax

Técnicas, indicações, interpretações e sinais semiológicos

ScienciaScripts

Imprint

Cover image: www.ingimage.com

This book is a translation from the original published under ISBN 978-620-3-44614-2.

Publisher:
Sciencia Scripts
is a trademark of
Dodo Books Indian Ocean Ltd. and OmniScriptum S.R.L publishing group

120 High Road, East Finchley, London, N2 9ED, United Kingdom
Str. Armeneasca 28/1, office 1, Chisinau MD-2012, Republic of Moldova, Europe
Managing Directors: Ieva Konstantinova, Victoria Ursu
info@omniscriptum.com

Printed at: see last page
ISBN: 978-620-8-57042-2

Conteúdo

Prefácio

A radiografia torácica é uma técnica de imagiologia médica baseada em raios X. Faz parte da atividade diária de todos os médicos em exercício e é utilizada na avaliação de rotina de todas as patologias torácicas e/ou extra-torácicas.

Este livro não pretende ser exaustivo, mas o nosso objetivo foi colocar a radiografia torácica em primeiro plano. Este livro aborda as bases físicas da formação da imagem radiológica, as diferentes incidências da radiografia torácica e as suas indicações, as diferentes etapas da interpretação de uma radiografia torácica e os principais sinais radiológicos, tudo isto com a ajuda diagramas demonstrativos.

Este livro destina-se a estudantes de medicina e a médicos em exercício.

Professora Lynda AOUDIA

Capítulo 1

Princípio da formação de imagens de raios X

1. Introdução

Os raios X foram descobertos em 1895 pelo físico alemão Wilhelm Röntgen. Chamou aos raios que descobriu "raios X", com "X" como o desconhecido em matemática. O poder dos raios X (Rx), que parecia maravilhoso, para penetrar paredes opacas e revelar o interior do corpo humano.

Em 1916, Wiliam COOLIDGE inventou o tubo de raios X conhecido como tubo de cátodo quente.

2. Tubo de raios X

2.1. Definição

Trata-se de uma lâmpada de vidro duro, não afetada por variações de temperatura, utilizada para produzir raios X.

Os raios X são ondas electromagnéticas (fig. 1). São emitidos quando um feixe electrões rápidos incide sobre um obstáculo material.

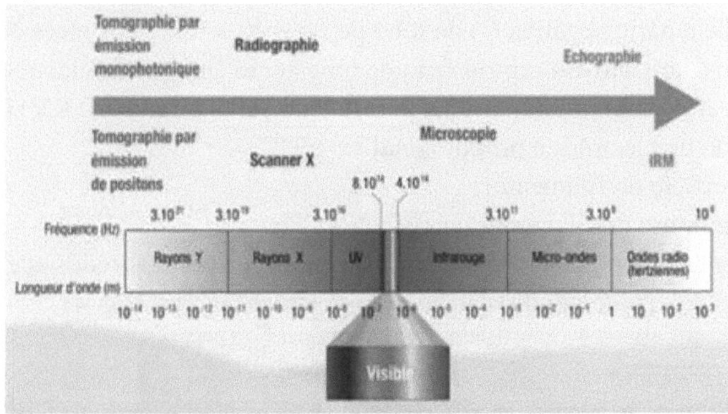

Fig. 1: Muitos dos métodos de imagiologia actuais utilizam ondas electromagnéticas de diferentes comprimentos de onda e energias. Os raios X são ondas electromagnéticas de alta frequência que são invisíveis a olho nu.

2.2. Descrição do tubo COOLIDGE

O tubo de raios X ou "tubo de Coolidge" é um invólucro de vidro com vácuo absoluto, constituído por (Fig. 2):

1- Dois eléctrodos

- Um cátodo com potencial negativo (-).
- Um ânodo com um potencial positivo (+).

2- Um sistema de arrefecimento (muito calor).

3- Dois geradores: essenciais para o funcionamento do tubo.

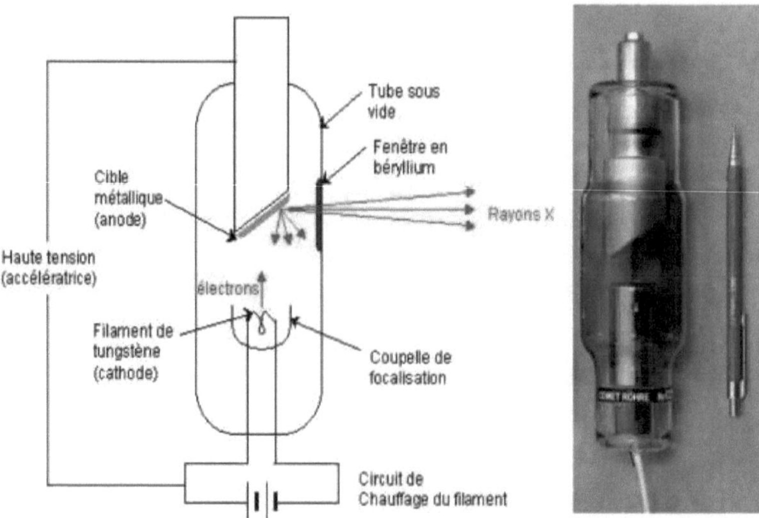

Fig. 2. Tubo de raios X

2.2.1. Cátodo

Corresponde à parte negativa (-) do tubo de raios X, a fonte dos electrões. Contém um filamento em espiral feito de tungsténio emissor de electrões, aquecido a alta temperatura por uma corrente de baixa tensão (10 KV) (fig. 3). Esta emissão de electrões é proporcional :

- Na superfície do filamento
- À temperatura do filamento.

Uma diferença de potencial elevada (PDD) entre os dois eléctrodos acelera feixe de electrões do cátodo em direção ao pólo positivo (ânodo) (fig. 4)

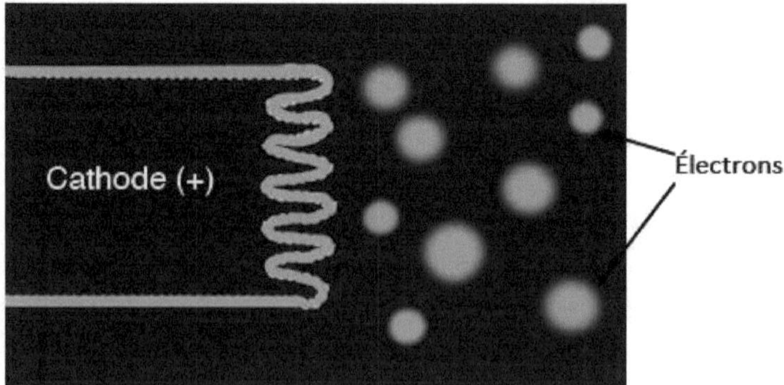

Fig. 3: O cátodo

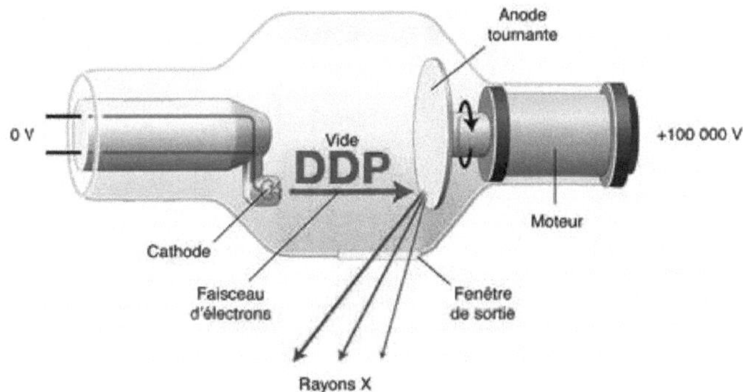

Fig. 4: Diferença de potencial (PDD) estabelecida entre os dois eléctrodos.

2.2.2. Elétrodo de focalização

Está mesmo potencial que o cátodo, cuja função é :

- Repelir os electrões emitidos pelo cátodo
- Evitar as deformações do filamento causadas por cargas positivas.

2.2.3. Feixe de electrões (fig. 4)

- Todos os electrões se movem em linha reta.

2.2.4. O ânodo

O ânodo é a parte positiva do tubo de raios X e corresponde ao alvo. É aqui que os raios X são produzidos, quando os electrões, acelerados pela diferença de potencial entre os dois electrões, atingem o ânodo. O ânodo é uma pastilha em forma de disco, com uma superfície lisa, que roda a alta velocidade de 3.000 rpm a 11.000 rpm (fig.5). A superfície onde os electrões são bombardeados no ânodo é designada por foco e o seu tamanho é um fator determinante na nitidez da imagem (fig. 6). Os raios X são emitidos em todas as direcções a partir do foco, mas são parcialmente bloqueados pelo próprio ânodo. A maior concentração de raios X encontra-se, portanto, numa direção perpendicular à superfície do ânodo: é o chamado ânodo refletor (fig. 7).

A superfície do ânodo está inclinada em relação à direção do feixe de electrões para permitir a saída de mais raios X do tubo.

A produção de raios X é muito ineficaz, uma vez que o rendimento dos tubos de raios X de cerca de 1%. É produzida uma grande quantidade de calor em simultâneo com os raios X, o que coloca problemas tecnológicos significativos e limita, em qualquer caso, a quantidade de raios produzidos. O ânodo é geralmente constituído por uma liga de tungsténio-rénio, porque o tungsténio tem um número atómico elevado (Z = 74), o que favorece o rendimento, mas também uma temperatura de fusão elevada.

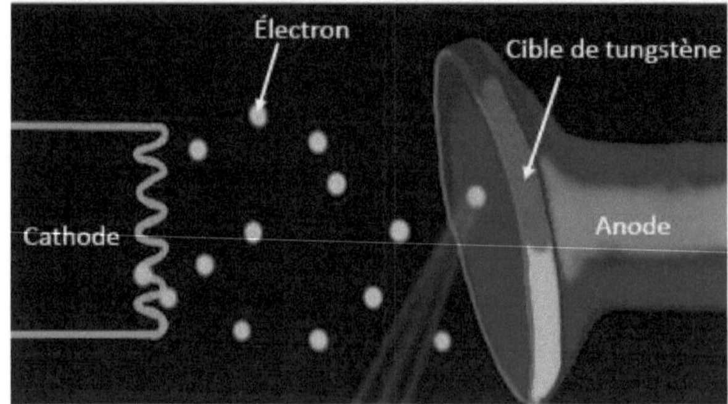

Fig. 5. ânodo.

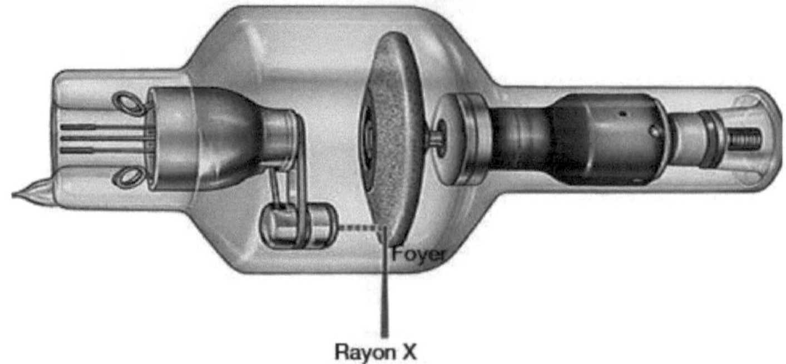

Fig. 6 Foco do ânodo.

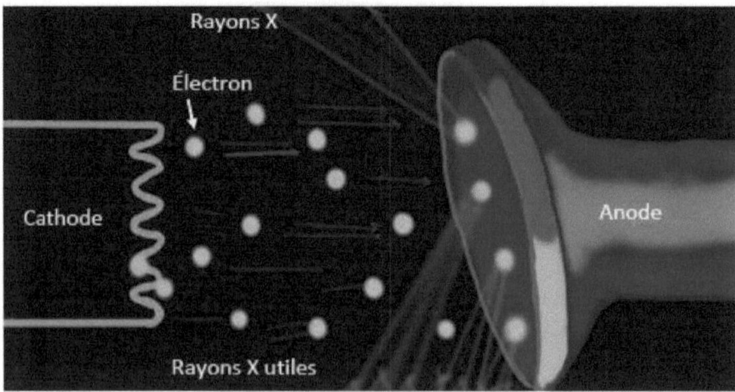

Fig. 7: Ânodo refletor.

2.2.5. Sistema de arrefecimento

Apenas 1% dos raios X são emitidos, sendo a maior parte calor (99%). Uma grande quantidade de calor é produzida ao mesmo tempo que os raios X e deve ser dissipada.

O sobreaquecimento do ânodo limita a potência eléctrica (kW) que pode ser utilizada para produzir raios X.

As vantagens do ânodo rotativo :

- A casa é constantemente renovada.
- Espalhe o calor por uma área maior.
- Aumentar a quantidade de raios X produzidos.
- Reduzir o tamanho da lareira a baixos níveis de potência.
- Isto melhora a nitidez da imagem.

2.2.6. Envelopes de proteção

A ampola de raios X está rodeada por uma série de invólucros protectores para fornecer proteção eléctrica, térmica e mecânica à ampola, bem como para fornecer aos utilizadores proteção contra fugas de radiação.

2.2.6.1 Ampola de vidro

A sua função é fornecer um isolamento elétrico, evacuar o calor produzido e assegurar um vácuo tão perfeito quanto possível. Na ausência de vácuo, ocorrem fenómenos eléctricos parasitas inaceitáveis (impede a interação do feixe de electrões com os átomos que constituem ar ambiente). A lâmpada é geralmente feita de vidro (fig.8):

- Bom isolamento elétrico
- Permite a passagem da radiação térmica

Soldadura fácil com eléctrodos metálicos

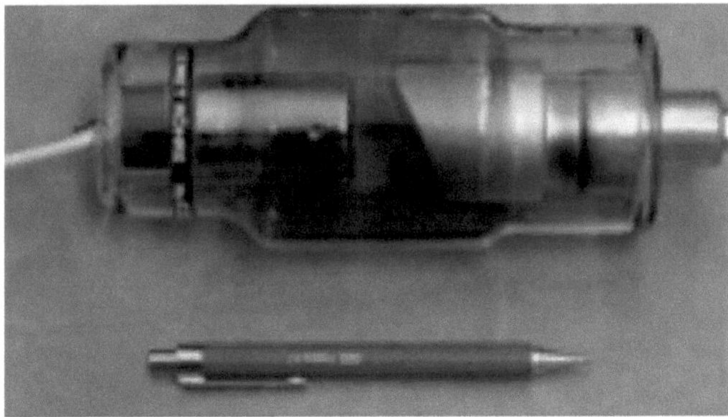

Fig. 8. Ampola de vidro

2.2.7. Bainha de chumbo

A lâmpada está imersa em óleo, o que contribui para o sistema de arrefecimento. Toda a unidade está envolvida num invólucro metálico de chumbo (fig. 9), garantindo :

1. Evacuação do calor produzido
2. Proteção mecânica do tubo
3. Absorção de raios X indesejados

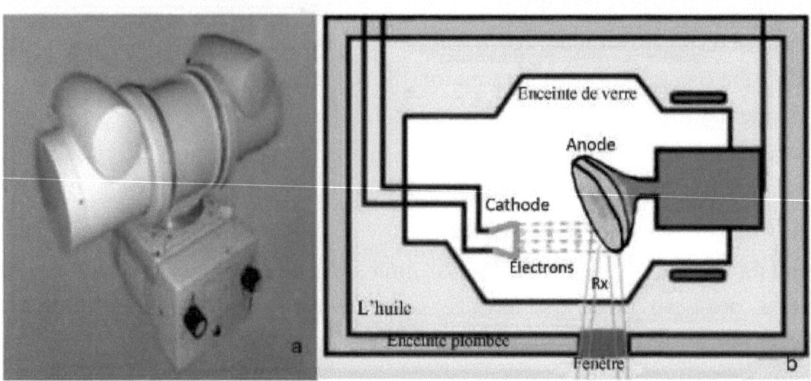

Fig. 9 Bainha de chumbo (a) fotografia (b) diagrama

2.2.8. Filtro

Colocado à saída do tubo, elimina os raios suaves e homogeneíza o feixe.

2.2.8.1 Filtragem inerente

O vidro e o óleo no tubo param os fotões de baixa energia que não contribuem para a formação da imagem.

2.2.8.2 Filtragem adicional

A adição de uma placa de alumínio e/ou cobre de 2 mm também parar os fotões de baixa energia que não estão envolvidos na formação da imagem (fig. 10).

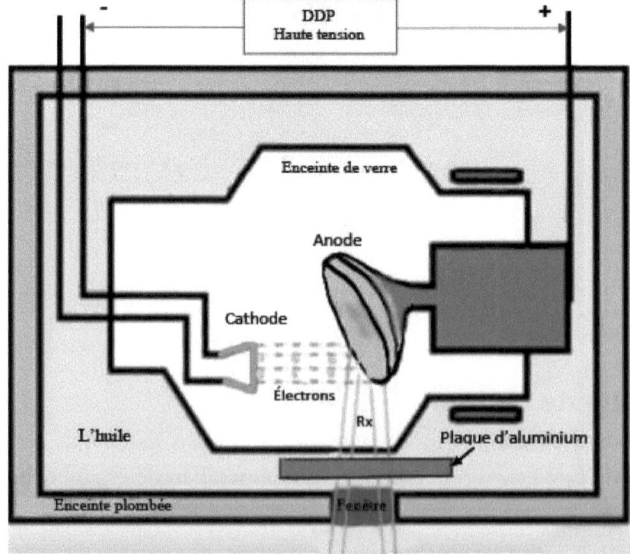

Fig. 10. Filtro.

2.2.9. Diafragmas

Ajustar o tamanho do campo radiográfico (fig. 11).

Existem dois tipos:

- Simples (campo quadrado ou retangular)
- Múltiplos: presença de diafragmas sobrepostos, abertura depende da distância da janela.

Diafragmas para limitar :

- A precisão do feixe de raios X
- Radiação dispersa

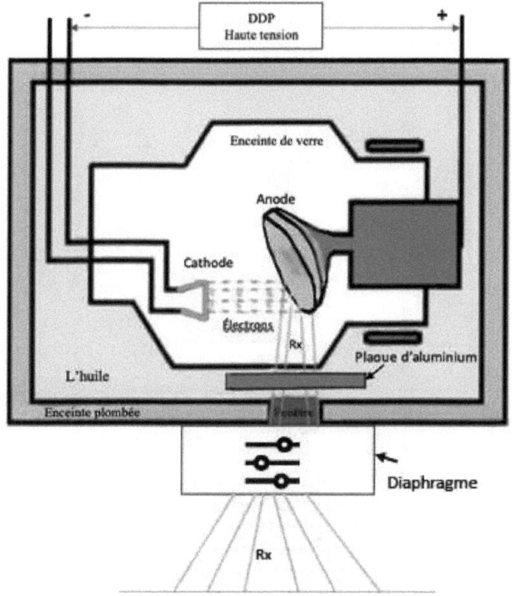

Fig. 11. diafragma.

3. Produção de raios X

O tubo de raios X ou "tubo de Coolidge" é um invólucro de vidro com alto vácuo:

- Um cátodo a um potencial negativo (-) e um ânodo a um potencial positivo (+).
- O cátodo contém um filamento de tungsténio que emite electrões.

3.1. Mecanismo

Os electrões são produzidos a partir de um filamento de tungsténio contido no cátodo, que é aquecido a alta temperatura por uma corrente de aquecimento (efeito termoelectrónico).

Estes electrões, extraídos do metal, são então acelerados por uma tensão eléctrica de várias dezenas de kilovolts, mantida entre o filamento (cátodo) e o alvo metálico (ânodo ou anticátodo). Estes electrões chocam com o alvo metálico do ânodo (efeito de travagem) e as suas energias cinéticas são transformadas em raios X e em calor que deve ser dissipado.

3.2. Efeito de travagem

O eletrão incidente chega ao alvo. Aproxima-se do núcleo de um átomo, que o desvia devido à sua carga positiva, que o atrai. O eletrão é assim desacelerado. A energia de travagem é libertada sob a forma de um fotão X ou de calor, se a energia for fraca. O eletrão continua a sua viagem ao longo de uma trajetória diferente, depois de ter sido desviado pela travagem, até atingir o átomo seguinte, onde produz outro fotão X (fig. 12).

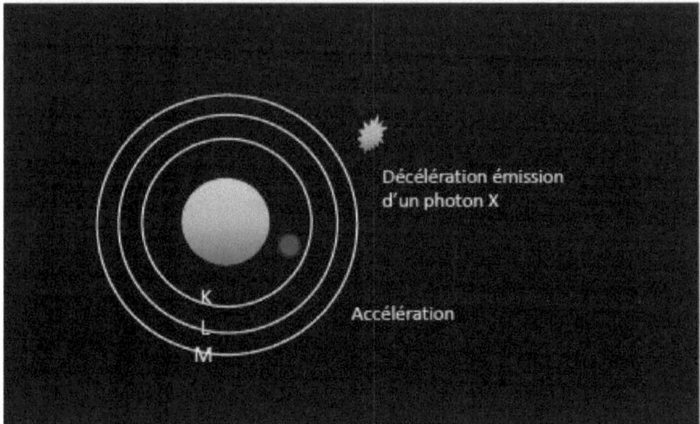

Fig. 12: Efeito de travagem do eletrão.

3.3. Propriedades dos raios X

Os raios X são uma forma de radiação electromagnética, tal como a luz visível:

- O seu comprimento de onda é (λ = 10nm).
- Penetram facilmente no corpo.
- São facilmente absorvidos pelo ar.
- Provocam a eliminação de determinados sais minerais.
- Podem ter um efeito analgésico ou radioterapêutico.

4. Formação de imagens de raios X

Três factores são essenciais para a formação de uma imagem radiológica (fig. 13)

- A fonte de raios X (F): fonte do feixe de raios X.
- Objeto a radiografar (0): o objeto cuja imagem deve ser formada.

- O recetor (R): cassete que contém o filme.

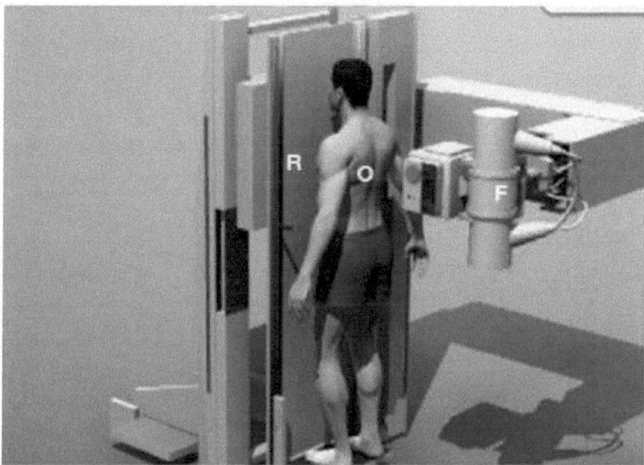

Fig. 13: Diagrama da formação da imagem. (F) Foco de raios X (O) Objeto (R) Recetor.

Quando o tubo de raios X emite o seu feixe e este atinge o doente, observam-se três fenómenos:

- Parte dela é absorvida pelos órgãos, em proporções que variam consoante a sua densidade, resultando na formação da imagem real na película.
- Outra parte do feixe é dispersa ou deflectida, causando uma desfocagem da imagem. (Esta situação aumenta nos doentes obesos), daí a necessidade de uma grelha anti-difusão.
- Uma última fração dos raios X passa diretamente através da película, provocando o seu escurecimento.

5. Densidade de raios X

Os raios X são absorvidos em maior ou menor grau consoante as substâncias que atravessam. Existem 4 densidades radiológicas, da mais para a menos absorvente (fig. 14):

- Cálcico (muito opaco): osso.
- Hidrófilo ou líquido (opaco): sangue, creme, etc.
- Gorduroso (pouco opaco): tecido adiposo.
- Aérique (claro): ar.

O osso absorve muito os raios X, pelo que aparecerá branco, o que em termos radiológicos se designa por opaco. O ar que absorve poucos raios X aparece preto, o que, em termos radiológicos, se designa por claro.

Qualquer imagem que apareça a branco na placa é designada por opaca e qualquer imagem que apareça a preto é designada por clara.

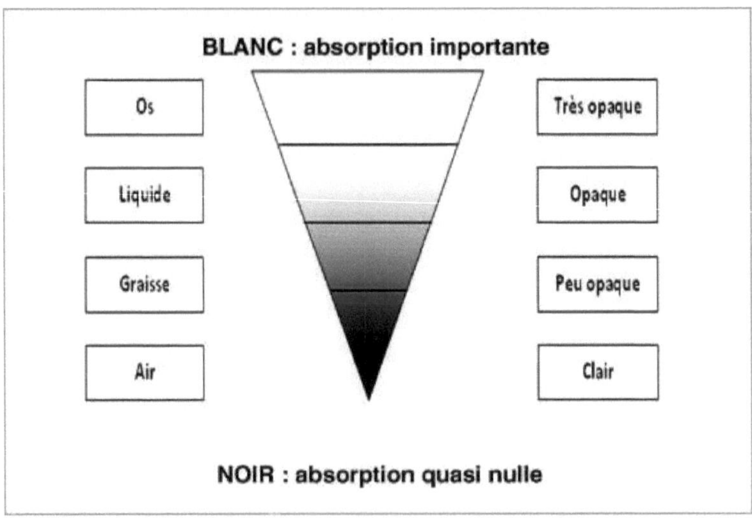

Fig. 14. Densités radiologiques.

6. Grelha anti-difusão

Na saída do doente, a radiação dispersa pode representar 5 vezes a radiação direta que transporta a informação. A radiação dispersa altera a imagem. Por conseguinte, é essencial eliminar a maior parte desta radiação dispersa; para o efeito, utilizamos a grelha anti-espalhamento (fig. 15).

A grelha anti-difusão é uma placa grande e fina constituída por tiras de chumbo uniformemente espaçadas. Estas lâminas permitem a passagem da maior parte dos raios perpendiculares, mas absorvem a maior parte dos raios dispersos. Uma pequena quantidade de raios perpendiculares absorvidos é a causa do efeito de grelha. Este efeito pode ser evitado mobilizando a grelha durante a exposição à radiação (sistema Potter).

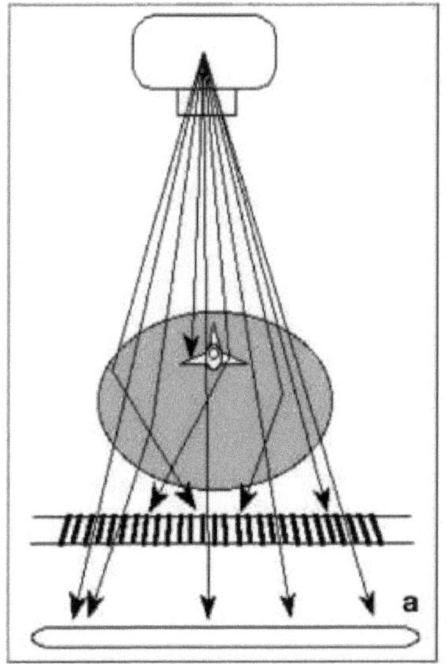

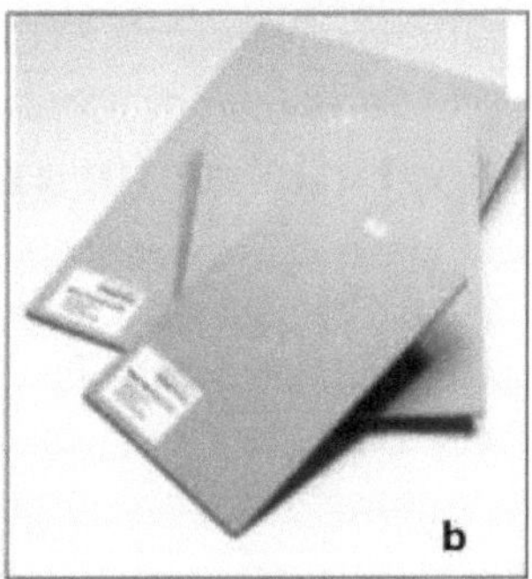

Fig. 15. Grelhas anti-difusoras. (a) Funcionamento da grelha anti-difusora. (b) Grelhas anti-difusoras.

7. Aplicações na imagiologia médica

Os raios X podem ser utilizados em várias áreas:

- Radiografia normalizada do esqueleto
- Radiografia do tórax
- Exame especializado
- Tomografia computorizada

8. Contraindicação

- Gravidez

Capítulo 2

Técnicas normais de exame radiológico do tórax

1. Introdução

Atualmente, a radiografia do tórax continua a ser o exame de primeira linha essencial para qualquer patologia broncopulmonar.

A tomografia computorizada (TC) e a ressonância magnética (RM) do tórax nunca devem ser pedidas de imediato.

2. Radiografia de tórax normal

A radiografia normal do tórax é uma parte essencial de qualquer avaliação clínica. Trata-se de uma técnica simples que envolve a utilização de raios X.

A exploração pulmonar de rotina inclui duas incidências, uma frontal e outra lateral, bem como outras incidências adicionais (oblíqua, lordose, decúbito lateral ou expiração), se necessário.

2.1. Efeitos radiológicos

A exploração pulmonar de rotina inclui duas imagens, uma de frente e outra de lado.

2.1.1. Incidência pela frente

- .1.1.1 Incidência posterior-anterior (fig. 16)

- Ficar de pé com o peito encostado à cassete.
- Respira fundo.
- Mergulho livre
- Tubo de raios X orientado horizontalmente a uma distância de 2 metros da película, para reduzir a ampliação e aumentar a nitidez da imagem.
- Alta tensão (120-140 KV).
- Ombros limpos.

Os raios X passam através do paciente de trás para a frente (Postero-Anterior)

- .1.1.2 Incidência anteroposterior (fig. 17)

- O doente está deitado em decúbito dorsal ou numa posição sentada, com as costas encostadas à placa (de interesse em pediatria ou cuidados intensivos).
- Inspiração profunda.
- O tubo de raios X vertical, a uma distância de 1 metro da película (a imagem é ampliada e menos nítida).
- Ombros limpos.
- Os raios X atravessam o doente de frente para trás (antero-posterior).

- .1.1.3 Incidência posteroanterior ou anteroposterior

Os disparos em pé são preferíveis aos disparos deitados:

- A amplitude pulmonar explorada é maior (diafragma baixado).
- O disparo é efectuado mais rapidamente.
- É mais fácil conseguir uma distância de 2 metros na horizontal do que na vertical, pelo que a imagem é mais nítida e menos ampliada.

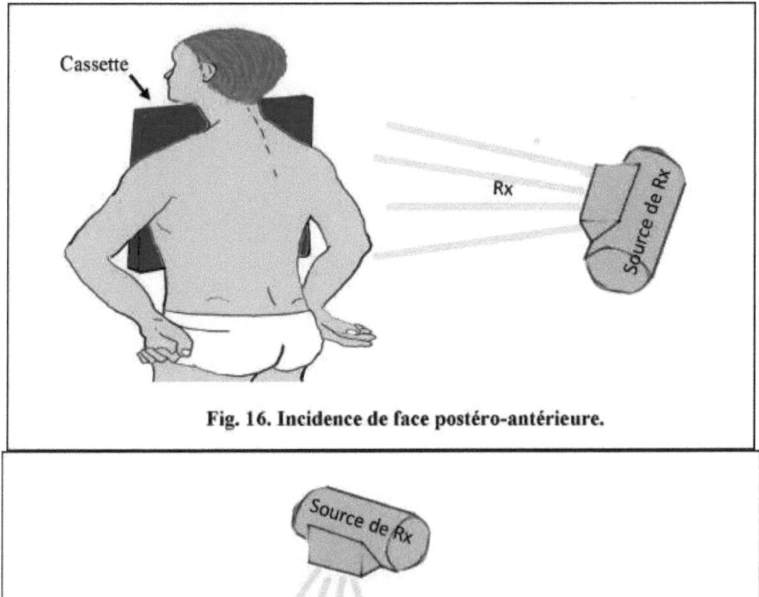

Fig. 16. Incidence de face postéro-antérieure.

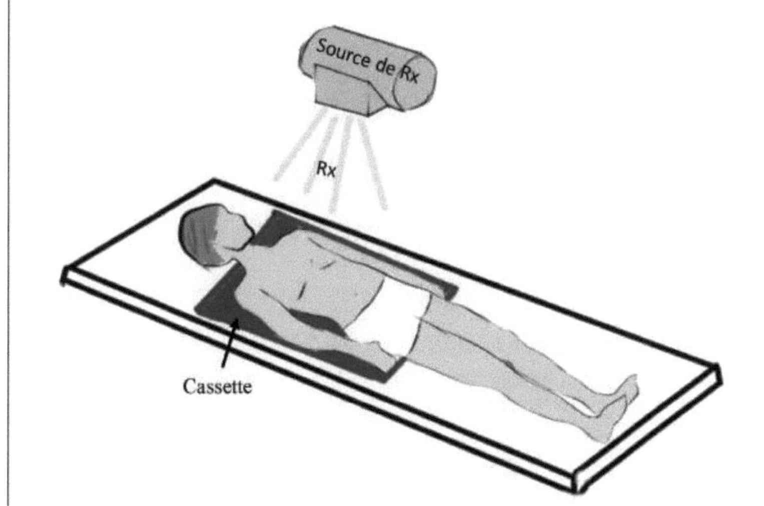

Fig. 17. Incisão antero-posterior.

2.1.2. Incidência no perfil (fig. 18)

- Posição de pé.
- Hemi tórax (direito ou esquerdo) contra a cassete.
- Braços cruzados acima da cabeça.

- Neste caso, a lesão a estudar deve estar o mais próximo possível da película de raios X.
- Isto permite localizar a lesão.

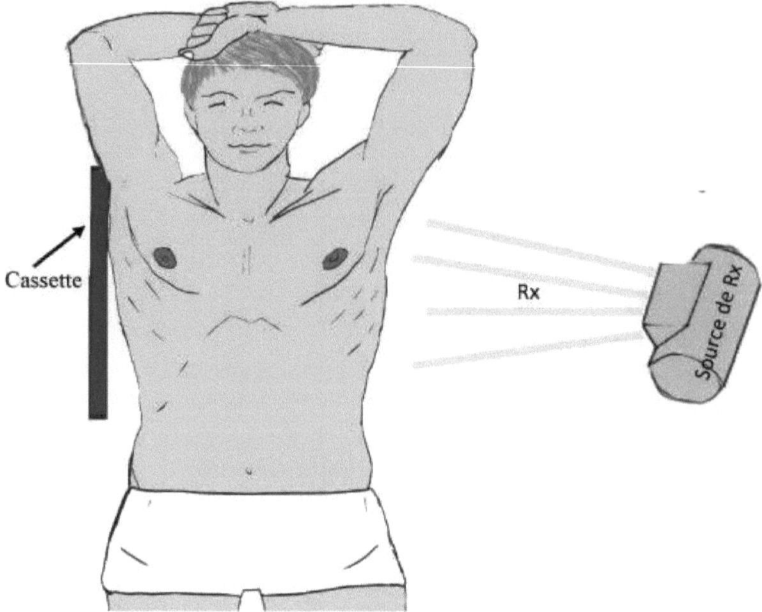

Fig. 18: Incidência em perfil.

2.1.3. Outros impactos

A pedido, em função das questões levantadas pelas imagens de rotina. Menos utilizado desde o desenvolvimento do scanner.

2.1.3.1 Incidência da caducidade

Evidência de aprisionamento de ar. Podem ser detectados pequenos pneumotóraxes e enfisema obstrutivo (fig.19).

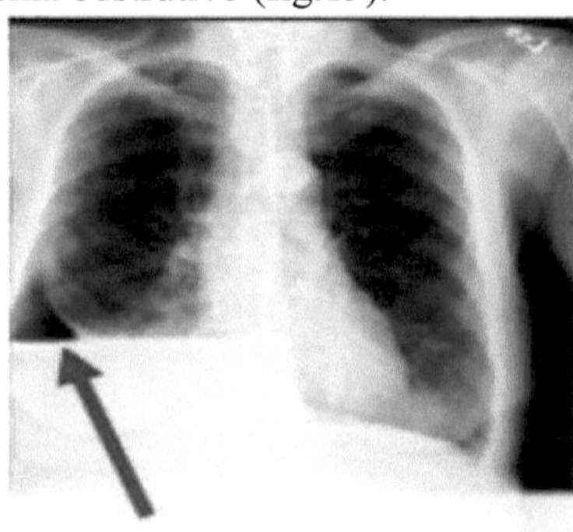

Fig. 19: Incidência de exalação. Pequeno pneumotórax (seta).

2.1.3.2 Incidência de Valsalva

Esta é uma vista frontal, no final do meio da respiração, com o doente a efetuar uma expiração forçada com a glote fechada. Pode ser utilizada para determinar se uma opacidade mediastinal é vascular (o seu tamanho diminui) ou tecidular (nódulo linfático ou tumor).

2.1.3.3 Incidência oblíqua

Isto permite que as lesões sejam localizadas e separadas das sobreposições.

- Para efetuar uma incisão oblíqua anterior direita, colocar a parte anterior do hemitórax direito contra a placa (fig.20).
- Para obter uma vista oblíqua anterior esquerda, colocar a parte anterior do hemitórax esquerdo contra a placa.

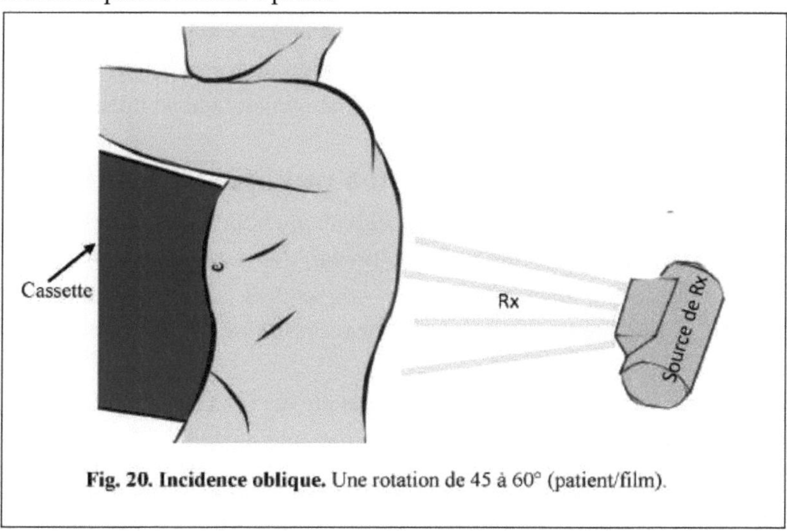

Fig. 20. Incidence oblique. Une rotation de 45 à 60° (patient/film).

2.1.3.4 Incidência na lordose

O doente está de pé, com o raio a passar da frente para trás (anteroposterior) e o tubo elevado e inclinado para cima a 45°. Este ângulo de incidência não só revela os ápices pulmonares e o pé da cissura menor, como também permite ver claramente o lobo médio.

2.1.3.5 Incidência na posição de decúbito lateral

Paciente em decúbito lateral, feixe de raios X paralelo ao chão. Esta abordagem revela um derrame pleural pequeno e livre (fig. 21).

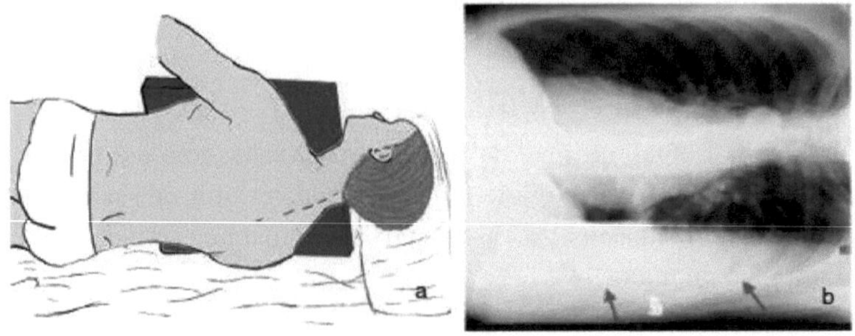

Fig. 21. Incidência em lateral. (a) Paciente em decúbito lateral. (b) Derrame pleural líquido (seta).

2.2. Critérios de qualidade para uma película torácica

Só uma técnica rigorosa produzir imagens satisfatórias e facilmente reproduzíveis, garantindo um acompanhamento eficaz a médio e longo prazo. Durante qualquer interpretação, deve ser analisado um certo número de critérios, que variam consoante a incidência, para avaliar a qualidade da imagem, antes de se chegar à análise propriamente dita.

2.2.1. Critérios para uma boa radiografia frontal

- A identificação deve ser claramente legível: apelido, nome próprio, sexo, idade, data e hora em que a fotografia foi tirada.
- O rosto do doente deve estar direito: nos adultos, as extremidades mediais das clavículas são simétricas à linha dos processos espinhosos vertebrais (fig. 22).
- Os ápices e as bolsas costodiafragmáticas devem ser visualizados (fig. 22).
- As omoplatas e os braços devem estar suficientemente livres.

- A imagem deve ser obtida com inspiração profunda: pelo menos seis a sete arcos costais anteriores projectam-se acima da cúpula diafragmática direita.
- A fotografia deve ser tirada em apneia.
- Na imagem vertical, a distância entre a bolsa de ar gástrica e a parte superior da cúpula esquerda deve ser inferior a 1 cm.
- A imagem deve ser efectuada em alta voltagem, como regra em adultos, de modo a obter uma penetração suficiente do mediastino e um contraste moderado. Para avaliar se a imagem tem penetração suficiente, os vasos devem ser visíveis na base esquerda através da silhueta cardíaca e as vértebras dorsais na parte superior da imagem.
- A chapa deve estar corretamente exposta, nem subexposta nem sobreexposta. Uma impressão deve ser perfeitamente analisável numa caixa de luz sem a ajuda um foco de luz.

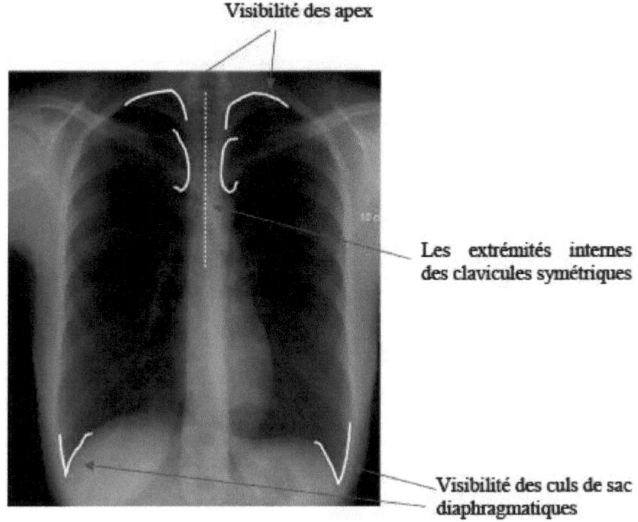

Visibilidade dos vértices
Visibilidade dos becos sem saída diafragmáticos
As extremidades internas das clavículas são simétricas

Fig. 22: Critérios para uma boa radiografia frontal.

2.2.2. Critérios para uma boa radiografia de perfil

- A identificação deve também ser perfeitamente visível em todos os seus elementos: apelido, nome próprio, sexo, idade, data e hora em que a fotografia foi tirada.
- O perfil do doente deve ser rigoroso.

- Os alinhamentos das bordas posteriores das costelas estão então separados por aproximadamente 1,5 cm, devido à diferença de ampliação dos dois hemiótomos. Se estes alinhamentos se sobrepuserem, o doente não está de perfil.
- Perfil perfeito do esterno
- Projeção posterior agrupada dos pilares da escápula.
- Boa visualização da claridade traqueal, do triângulo retro-esternal claro e do espaço retro-cardíaco claro (fig.23).

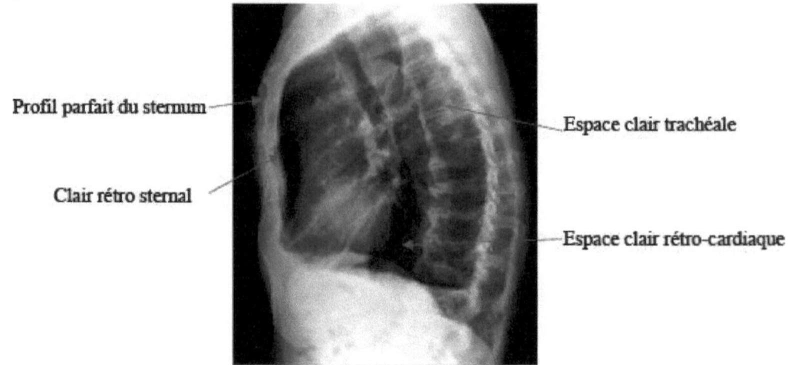

Perfil perfeito do esterno
Desobstrução retroesternal
Espaço livre retro-cardíaco
Espaço livre traqueal

Fig. 23: Critérios para uma boa radiografia de perfil

Capítulo 3

Anatomia pulmonar lobar e segmentar

1. Introdução

A anatomia lobar e segmentar é essencial para a interpretação de uma radiografia padrão. Os pulmões são emparelhados e assimétricos, sendo o pulmão direito maior do que o esquerdo. A anatomia lobar e segmentar :

- Compreender a radiologia pulmonar.
- Localização de uma lesão.
- Prescrever a drenagem de um abcesso pulmonar.
- Identificar os orifícios brônquicos e extrair os corpos estranhos por broncoscopia.
- Topografia segmentar de certas doenças.
- Orientação de fibroscopia brônquica, biópsia, cirurgia, etc.

2. Scissures

Os pulmões são cobertos pela pleura visceral. A pleura que reveste as superfícies de dois lobos forma um septo e o espaço entre dois septos é uma cissura (fig.24).

As cissuras separam os diferentes lóbulos e são espaços estreitos criados pela dobragem da pleura visceral.

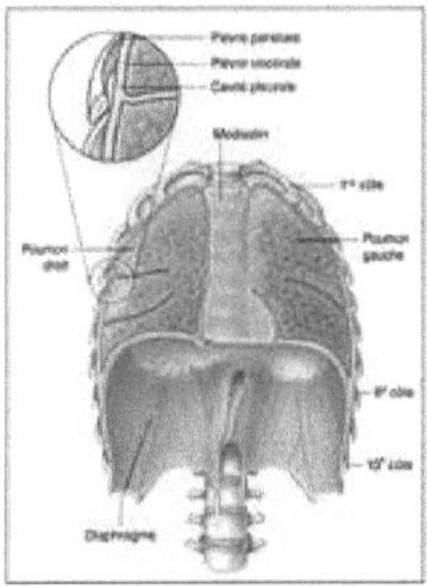

Fig. 24. Diagramas mostrando os septos e as cissuras.

2.1. Pequena fissura (fissura horizontal)

- Separa o lobo médio do lobo superior direito.
- Visível como uma linha fina e opaca.
- Vistas frontal e lateral (fig. 25).
- Afecta a parede lateral do tórax, mais frequentemente ao nível da 4ª costela.
- Vai da escissura maior até à parede anterior
- Ausente em 25% dos casos ou incompleto.

2.2. Grande fissura (fissura oblíqua)

- Separa os lobos médio e superior do lobo inferior à direita.
- Separa o lobo superior do lobo inferior do lado esquerdo.
- Visto apenas de perfil, de frente, não é paralelo aos raios (fig. 25).
- Oblíqua de cima para baixo, da 5ª vértebra dorsal até ao fundo de saco anterior.
- O facto de ser visível quando visto de frente indica que um dos seus segmentos rodou, o que significa que é atelectásico.

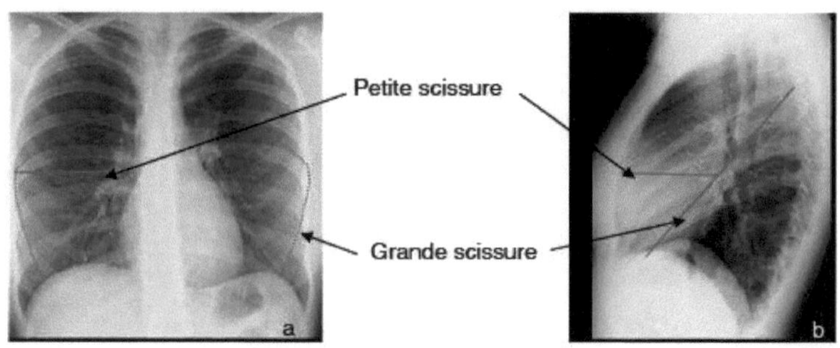

Pequena fissura
Grande fissura

Fig. 25. Escissuras. Radiografia padrão: (a) Frente (b) Perfil.

2.3. Fissuras acessórias

2.3.1. Azygos scissure

- Formada pela união das pleuras visceral e parietal pela veia ázigos (fig. 26 a).
- Visível em 5/1000 casos.
- Localizado na superfície medial do lobo superior direito, delimita o lobo ázigo.
- Vista frontal.

2.3.2. Cissura paracardíaca (cissura inferior acessória)

- Separa uma porção medial e basal do resto do lobo inferior (fig. 26 b).
- Registada em 5% dos casos.

2.3.3. Fissura acessória

- Separa o segmento apical do resto do lobo inferior.
- Por vezes confundida com a escissura menor, mas de perfil a escissura menor é

e a cissura acessória é posterior (fig. 26 c e d).

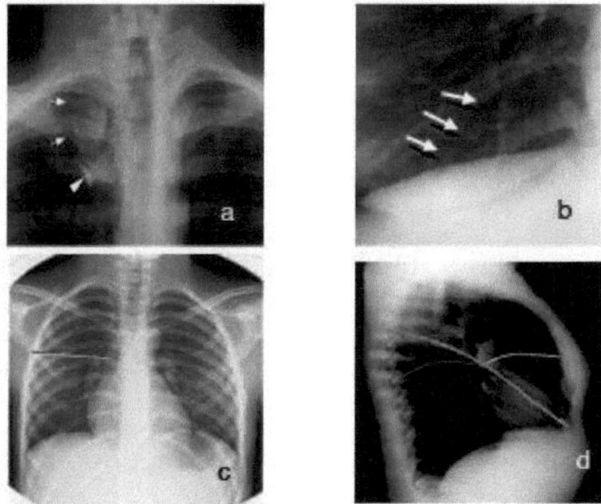

Fig. 26. Radiografia standard: (a) cissura ázigos. (b) fissura paracardíaca, (c) fissura acessória em frente (vermelho). (d) fissura acessória em perfil (vermelho).

3. Anatomia lobar

3.1. Pulmão direito

Composto por três lóbulos (fig. 27):

- Lóbulo superior.
- Lóbulo médio .
- Lóbulo inferior.

3.2. Pulmão esquerdo

Composto por dois lóbulos (fig. 27):

- Lóbulo superior.
- Lóbulo inferior.

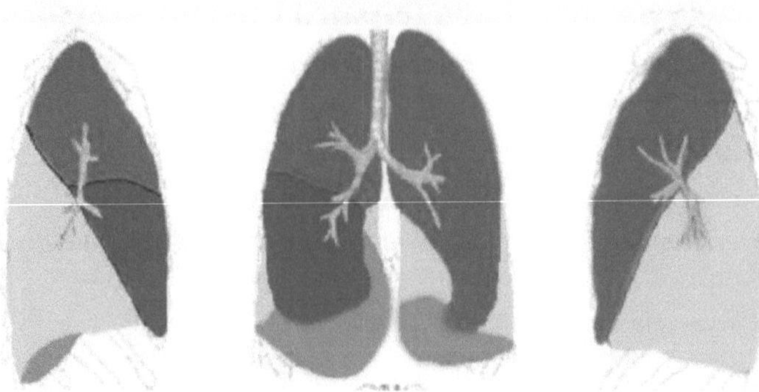

Fig. 27. Diagrama do pulmão: (a) Vista lateral do pulmão direito, (b) Vista frontal, (c) Vista lateral do pulmão esquerdo.
LS: lóbulo superior; LI: lóbulo inferior; LM: lóbulo médio; GS: grande cissura; PS: pequena cissura.

- Projeção do lóbulo superior direito acima da escissura menor.
- Projeção do lóbulo médio abaixo da cissura menor.
- O lobo inferior direito projecta-se completamente no campo pulmonar, exceto o ápice (fig. 28).
- À esquerda, os 2 lobos projectam-se no campo pulmonar fora do ápice, que corresponde unicamente ao lobo superior (fig. 28).

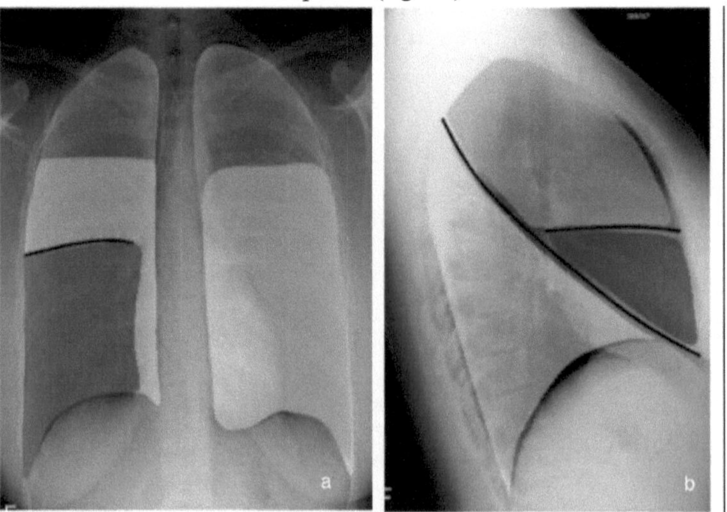

Fig. 28. Radiografia padrão: (a) face, (b) perfil. Lobo superior (azul), lobo médio (vermelho), lobo inferior (amarelo).

4. Anatomia segmentar

Cada lobo é dividido em segmentos por brônquios segmentares (fig. 29).

Os limites dos segmentos são mais difíceis de definir porque os brônquios segmentares não podem ser identificados numa radiografia de tórax. Limitar-nos-emos a descrever a projeção dos diferentes segmentos nas radiografias frontais e laterais (fig. 30).

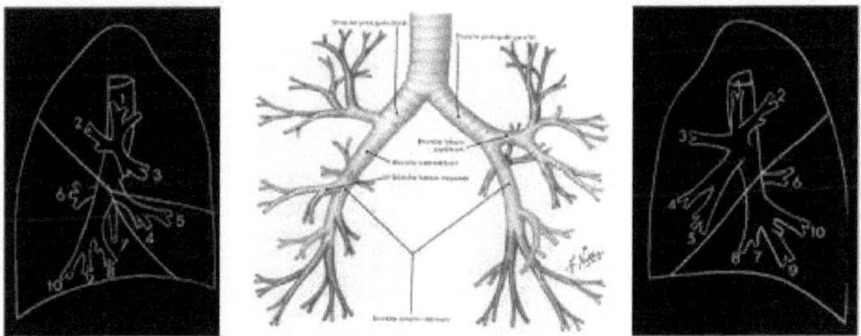

Fig. 29. Diagrama representativo da anatomia dos brônquios.

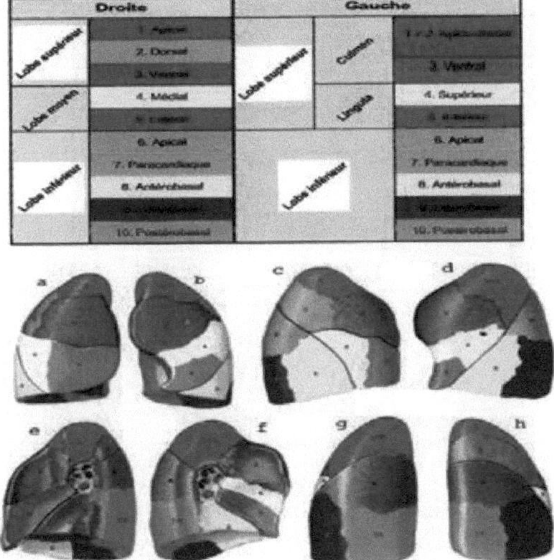

Fig. 30 (a + c + e + g): pulmão direito, aspeto anterior, perfil externo e interno, aspeto posterior; **(b + d + f + h)**: pulmão esquerdo, aspeto anterior, perfil externo e interno, aspeto posterior.

4.1. Pulmão direito

4.1.1. Lóbulo superior direito

De frente, ocupa a parte superior do campo pulmonar. O seu limite inferior é representado pela cissura menor.

De perfil, este limite é a parte superior da grande cissura atrás e a pequena cissura à frente.

Segmento apical S1 (fig. 31). Encontra-se encostado mediastino e é triangular com um vértice hilar quando visto de frente e um vértice mediano quando visto de lado.

Segmento ventral (anterior) S2 (fig. 32). De forma triangular, com um ápice hilar, é limitado inferiormente pela cissura menor e anterior e lateralmente pela parede.

Segmento dorsal (posterior) S3 (fig. 33). De frente, a sua projeção é semelhante à do S2. De perfil, a sua projeção é triangular com um ápice hilar, limitado posteriormente pela parede e pela parte superior da escissura maior.

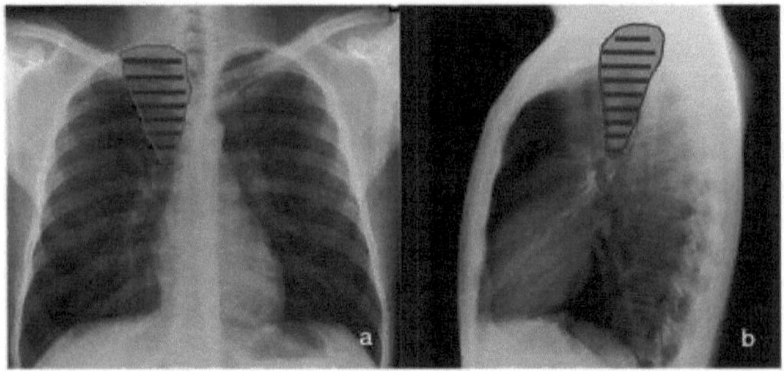

Fig. 31. Projeção do segmento apical de S1. Radiografia padrão: (a) face, (b) perfil.

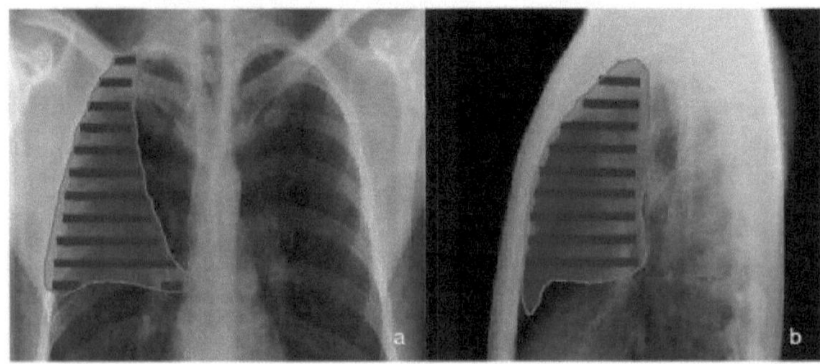

Fig. 32. Projeção do segmento ventral S2. Radiografia padrão: (a) face, (b) perfil.

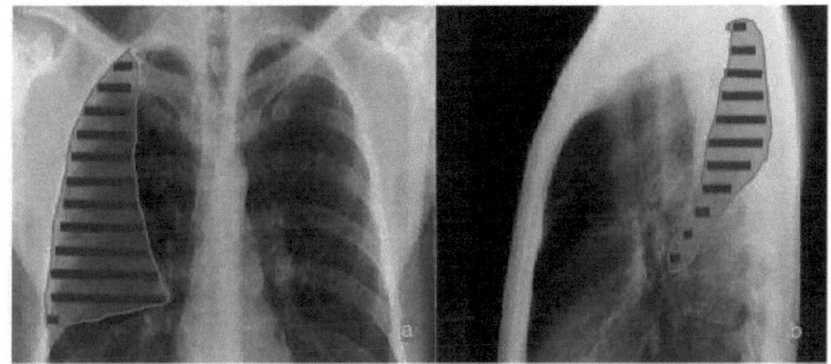

Fig. 33. Projeção do segmento dorsal S3. Radiografia padrão: (a) face (b) perfil.

4.1.2. Lóbulo médio

De frente, o seu limite medial é o mediastino e o seu limite superior é a cissura menor.

De perfil, é delimitada pela fissura menor acima, a fissura maior atrás, o diafragma abaixo e a parede torácica à frente.

Segmento lateral S4 (fig. 34). Visto de frente, é limitado na parte superior pela cissura menor e tem uma forma triangular com a cissura menor na sua base. De perfil, projecta-se na parte superior do ângulo formado pelas cissuras maior e menor.

Segmento medial S5 (fig. 35). De frente, projecta-se no bordo direito do mediastino e, de lado, projecta-se na parte inferior do ângulo formado pelas cissuras maior e menor.

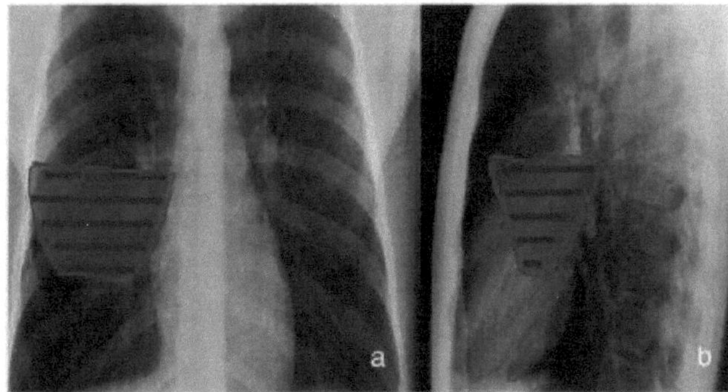

Fig. 34. Projeção do segmento lateral de S4. Radiografia padrão: (a) face, (b) perfil.

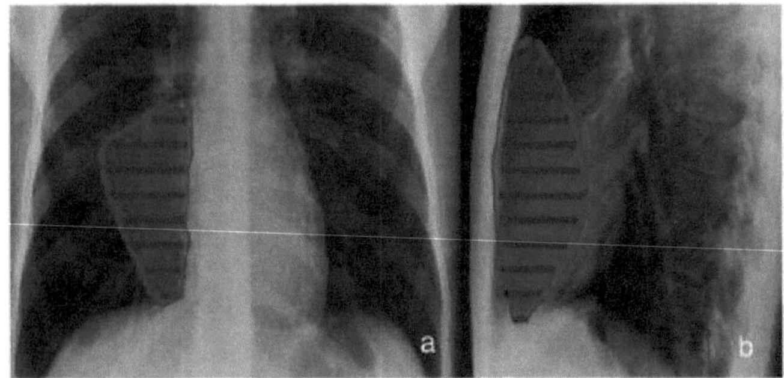

Fig. 35. Projeção do segmento medial S5. Radiografia padrão: (a) face, (b) perfil.

4.1.3. Lóbulo inferior direito

De frente, projecta-se sobre quase os dois terços inferiores do pulmão. De perfil, os seus limites são representados pela cissura maior à frente, a parede torácica atrás e o diafragma abaixo.

Segmento superior S6 (fig. 36). Projeta-se da parte anterior acima da cissura menor, próximo ao mediastino, mas a uma distância da parede torácica lateral. O seu limite inferior está próximo da projeção da cissura menor. De perfil, ocupa o espaço superior do ângulo formado pela cissura maior e a parede posterior.

A pirâmide basal corresponde aos segmentos mediobasal ou paracardíaco S7, anterobasal S8, laterobasal S9 e posterobasal S10.

De frente, S7 é juxtacardíaco (Fig. 37a), S8 ocupa a parte média do terço inferior do pulmão (Fig. 38a), S9 é lateral (Fig. 39a) e S10 é juxtacardíaco posterior (Fig. 40a).

De perfil, S8 é anterior (Fig. 38b), delimitado pela cissura maior, S10 posterior (Fig. 40b) e S7 (Fig. 37b) e S9 (Fig. 39b) mediais e sobrepostos entre S8 e S10.

O segmento anterobasal (S8) e o segmento posterobasal (S10) do lobo inferior são sobrepostos em frente e de perfil.

O segmento paracardíaco (S7) e o segmento laterobasal (S9) do lobo inferior estão sobrepostos em perfil.

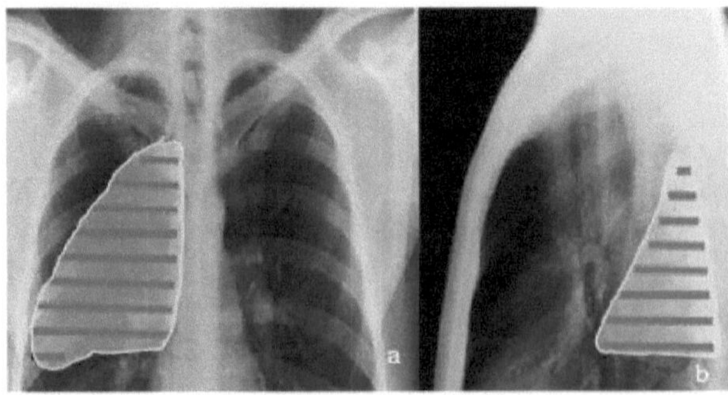

Fig. 36. Projeção do segmento apical (superior) de S6. Radiografia padrão: (a) face, (b) perfil.

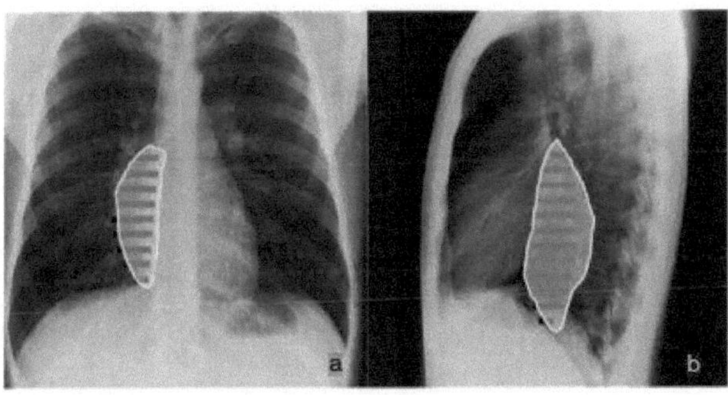

Fig. 37. Projeção do segmento paracardíaco S7. Radiografia padrão: (a) face, (b) perfil.

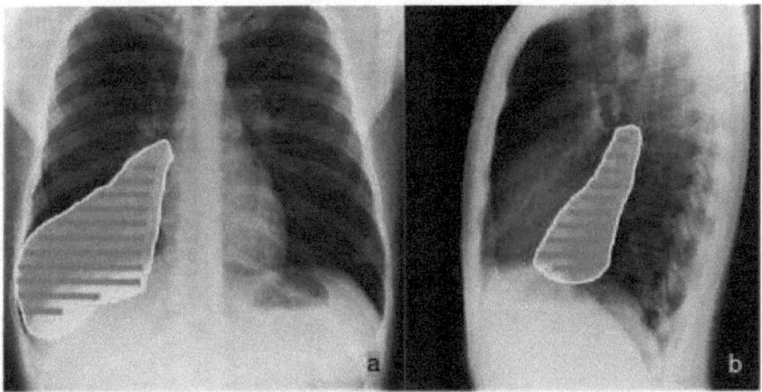

Fig. 38. Projeção do segmento anterobasal de S8. Radiografia padrão: (a) face, (b) perfil.

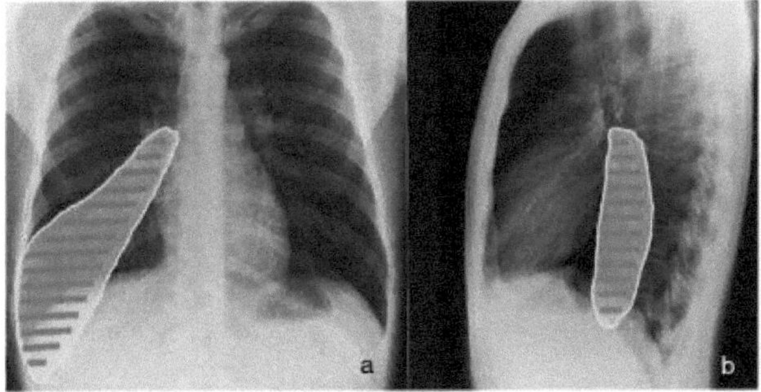

Fig. 39. Projeção do segmento laterobasal S9. Radiografia padrão: (a) face, (b) perfil.

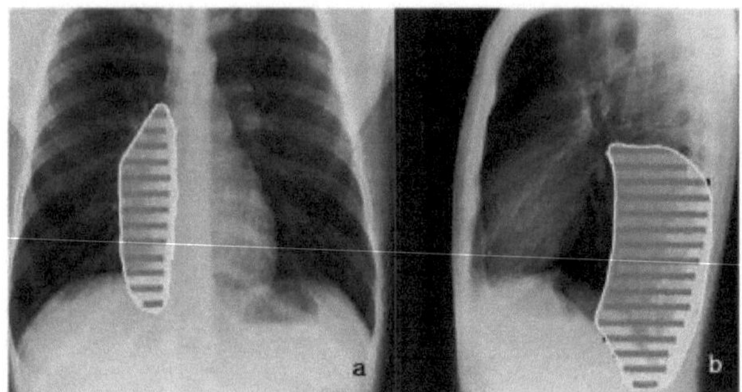

Fig. 40. Projeção do segmento posterobasal S10. Radiografia padrão: (a) face, (b) perfil.

4.2. Pulmão esquerdo

Não entraremos em pormenores aqui, uma vez que a sua projeção é semelhante à dos segmentos do pulmão direito.

Capítulo 4

Interpretação de uma radiografia frontal do tórax

0 A leitura deve ser sempre feita da mesma forma, para não se esquecer de nada.

0 A radiografia do tórax não se limita a um estudo do parênquima pulmonar.

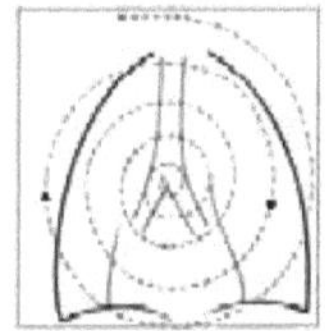

<u>Análise em espiral :</u>

- Nome, idade e data do doente

<u>Critérios de qualidade (fig. 41)</u>

1. As vértebras dorsais são claramente visíveis na parte superior da imagem.
2. Simetria do bordo medial das clavículas em relação aos processos espinhosos.
3. A posição lateral das omoplatas fora dos campos pulmonares.
4. Visibilidade dos cul-de-sacs costo-diafragmáticos.
5. Cúpula diafragmática: abaixo do arco posterior da nona costela.
6. (→)-Visibilidade suficiente dos vasos na periferia do pulmão.
7. (→)-A visibilidade da rede vascular por detrás da sombra cardíaca.

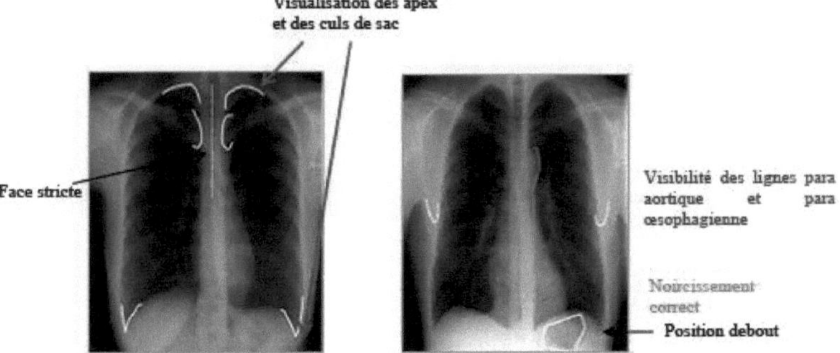

Visualização de vértices e becos sem saída
Rosto rigoroso
Posição de pé
Visibilidade das linhas para-aórtica e paraesofágica
Escurecimento correto

Fig. 41. Critérios de qualidade. Radiografia frontal padrão.

Análise do contentor

1. Tecidos moles.
2. Esqueleto (costelas - clavículas - coluna vertebral - esterno).
3. Zonas de reflexão do diafragma e da pleura.

Análise de conteúdo

1. Campos pulmonares e tesouras.
2. Mediastino: creur, brônquios e hilo.

1. Tecidos moles

São os elementos menos fáceis de analisar, que podem, nalguns casos, ser confundidos com uma opacidade anormal.

Tecidos moles de cima para baixo: cavidades supra-claviculares, cavidades axilares, glândulas mamárias (fig. 42).

Os músculos esternocleidomastoides

Cavidades supra-claviculares

Linhas axilares

A glândula mamária

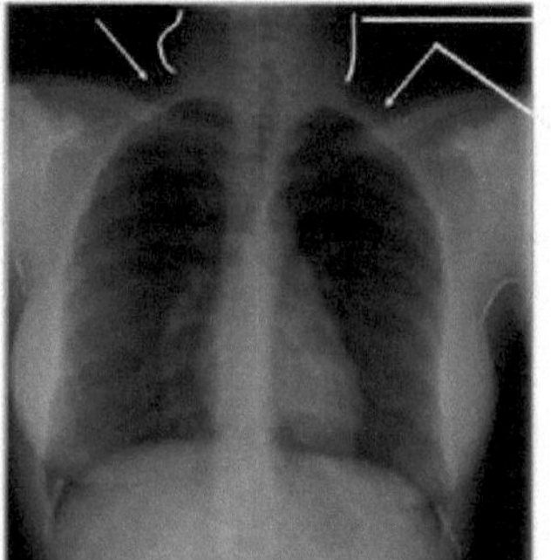

Fig. 42. Tecido mole. Radiografia frontal padrão.

2. Estruturas ósseas

A perda não deve ser negligenciada, uma vez que podem ser encontradas massas ósseas ou lesões.

As estruturas ósseas de cima para baixo: as clavículas, as omoplatas e as cabeças umerais, o esterno, as costelas com arco posterior, médio e anterior e os corpos vertebrais (fig.43).

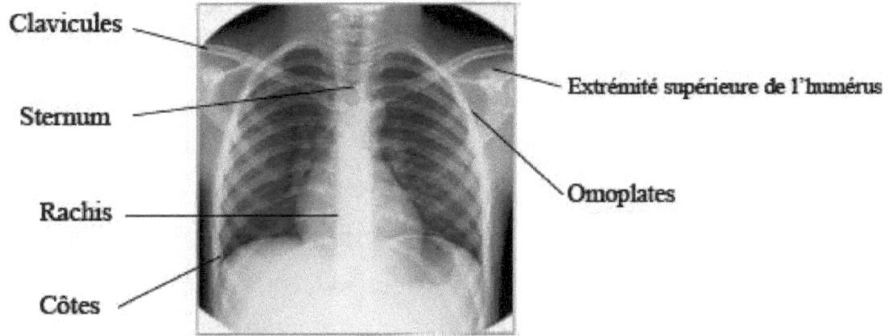

Clavículas Esterno Coluna vertebral Costelas
Extremidade superior do úmero
Lâminas do ombro
Fig. 43. Estruturas seosas. Radiografia frontal padrão.

3. Diafragma

1. A cúpula diafragmática direita é 2 a 3 cm mais alta que a esquerda (por causa do fígado) (fig. 44).

2. Nos jovens, a cúpula é regularmente arredondada. Nos idosos, tem frequentemente um aspeto fasciculado.

3. O saco de ar gástrico é visível 1 cm abaixo da cúpula esquerda. Para além deste ponto, deve suspeitar-se de derrame pleural subpulmonar.

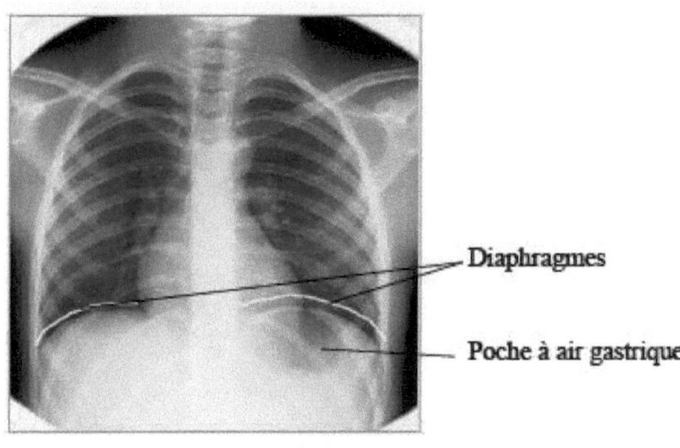

Diafragmas
Saco de ar gástrico

Fig. 44. Diafragmas. Radiografia frontal padrão.

4. Pleura

A pleura parietal e mediastínica, que normalmente não é vista exceto em situações patológicas como um derrame ou um pneumotórax.

5. Parênquima pulmonar

O parênquima pulmonar é constituído por vasos denominados "trabéculas", estas trabéculas têm uma distribuição bastante peculiar, de facto, os vasos serão mais largos na base do que no ápice, os ápices terão, portanto, sempre um aspeto mais "negro" do que a base dos pulmões, estes vasos são visíveis até 15 mm da parede (informação não utilizada clinicamente). No entanto, estes vasos são muito importantes porque é graças a eles que podemos detetar um pneumotórax; em condições normais, são visíveis, mas se numa radiografia não virmos estes vasos, devemos suspeitar de um pneumotórax. Também podemos ver os tubos brônquicos muito proximamente. É muito importante fazer uma comparação entre os dois pulmões, pois é assim que se identifica a maior parte das anomalias (válido para todos os órgãos emparelhados). Em condições normais, deve haver simetria na transparência e no volume dos dois hemitórax.

6. Mediastino

O mais importante na imagiologia pulmonar é ser capaz de identificar as linhas e os bordos do mediastino, que é o que procuramos sistematicamente para identificar qualquer massa mediastínica.

6.1. Os bordos do mediastino

O bordo é formado pela junção de duas estruturas de densidade diferente (fig.. O lado esquerdo do mediastino é arterial e o lado direito do mediastino é venoso.

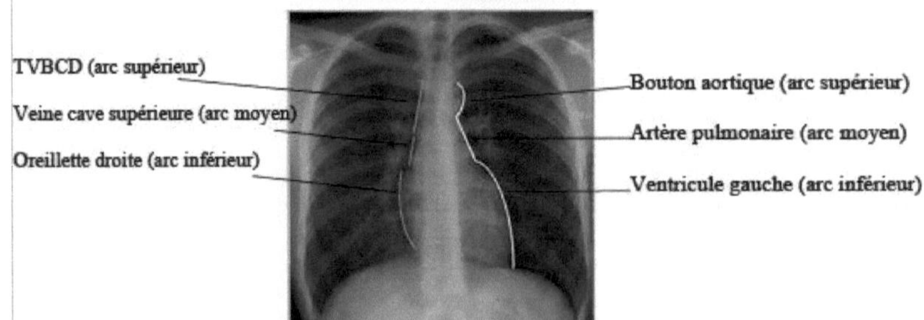

TVBCD (arco superior) Veia cava superior (arco médio) Átrio direito (arco inferior)

Arco aórtico (arco superior) Artéria pulmonar (arco médio) Ventrículo esquerdo (arco inferior)

Fig. 45. Bordas do mediastino. Radiografia frontal padrão.

Qualquer deformação destes bordos pode ser patológica. É igualmente importante ter em conta a idade do doente: num doente jovem, o botão aórtico é geralmente pouco visível, ao passo que num doente idoso pode ser mais proeminente e calcificado, o que se designa por "aorta não enrolada".

6.2. Linhas do mediastino

A linha é formada por uma estrutura fina de densidade diferente das duas estruturas vizinhas (fig. 46).

+ Na prática: as linhas formam as linhas do mediastino.

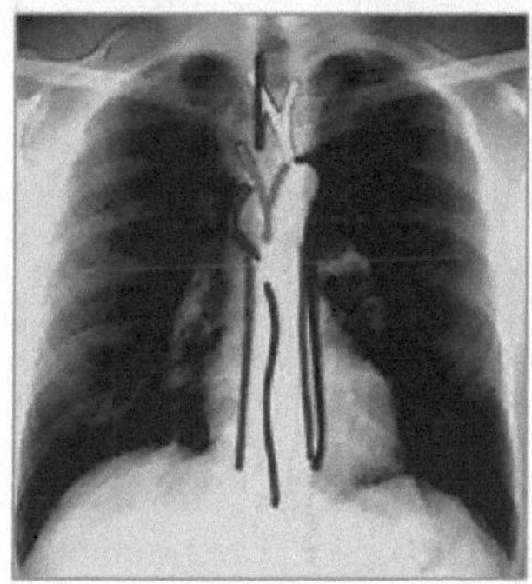

Linha de junção do mediastino anterior

Linha de junção do mediastino posterior

Linha parazigoesofágica

Linha para-aórtica

Linha paravertebral esquerda

Linha paravertebral direita

Faixa paratraqueal direita

Fig. 46. Linhas do mediastino. Radiografia frontal padrão.

6.3. Cálculo do índice cardiotorácico (ICT)

Também é possível detetar cardiomegalia através da medição do índice cardiotorácico. Para tal, traça-se uma linha horizontal ao longo de toda a silhueta cardíaca, divide-se em duas partes e divide-se o resultado pelo diâmetro torácico. Se o resultado for superior a 0,5, existe cardiomegalia ($(a+b)/c > 0,5$) (fig. 47). Deve ter-se o cuidado de não diagnosticar uma falsa cardiomegalia num doente acamado que tenha efectuado uma radiografia em decúbito dorsal, uma vez que a posição em decúbito dorsal aumenta virtualmente o tamanho da cavidade torácica e dá a ilusão de cardiomegalia; o mesmo se aplica a uma radiografia efectuada com expiração, que dará a impressão de uma cavidade torácica grande.

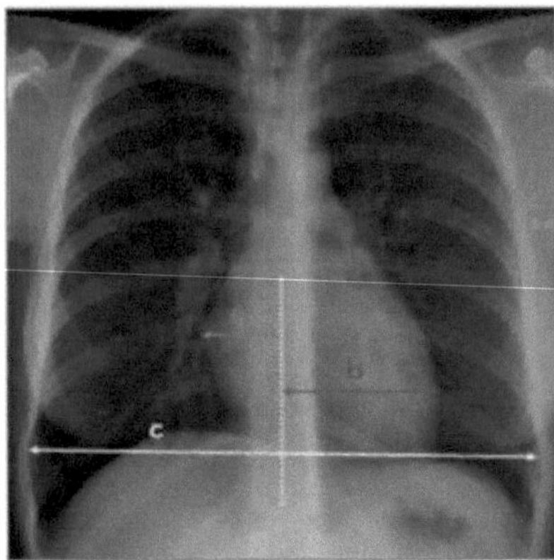

Fig. 47. Índice cardio-torácico Radiografia frontal padrão. Medição do maior diâmetro do arco inferior direito (a). Medição do maior diâmetro do arco inferior esquerdo (b). Medição do maior diâmetro torácico (c). ICT = (a+b)/c deve ser inferior a 0,50.

7. Pulmão hilar

A opacidade do hilo consiste principalmente nas artérias pulmonares e nas veias pulmonares superiores; os linfáticos e os nervos não são visíveis. O hilo esquerdo é mais alto do que o direito (Fig. 48).

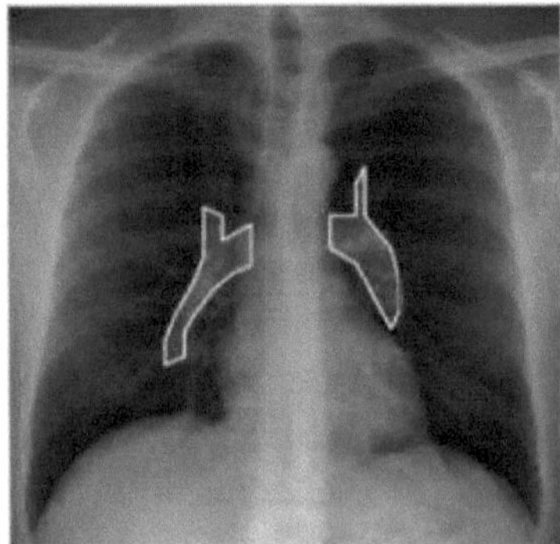

Fig. 48. Hilo pulmonar. Radiografia frontal padrão.

Leitura de uma radiografia do tórax: os passos a seguir

Elementos administrativos	Identificação do doente, idade e sexo, data de realização
Critérios de qualidade para a radiografia	Simetria, penetração, realizada de pé e com inspiração, campo de exploração completo
Análise de imagens	Passo a passo, sistemático
1. Tecidos moles	• Oco axilar e pescoço: enfisema subcutâneo,

	costelas cervicais • Sombras mamárias nas mulheres: assimetria
2. Estrutura óssea	• Linha de fratura • Lesão lítica • Sequelas cirúrgicas
3. Diafragma e órgãos subdiafragmáticos	- Colapso ou ascensão de uma cúpula, pneumoperitoneu
4. Pleura	• Derrame de líquido ou gás • Espessamento e calcificações
5. Parênquima	• Opacidade: nódulos, síndroma alveolar/brônquico/intersticial. • Hiperclartes: localizadas ou difusas
6. Mediastino	• Opacidade ou hiperclareza mediastínica, nível de água aerado • Deformação dos bordos do mediastino • Deformação da silhueta do mediastino • Anomalia da traqueia • Cardiomegalia
7. Hiles	• Ascensão hilar: atelectasia • Enchimento hilar : Adenopatia

Capítulo 5

Sinais de silhueta

1. Introdução

O sinal da silhueta é um sinal fundamental na interpretação de uma imagem de radiologia torácica. É de grande valor na determinação da topografia de uma opacidade do parênquima pulmonar, de uma massa mediastínica ou de um derrame pleural encistado.

2. Definição de sinal de silhueta

2.1. Definição (1)

Se duas opacidades com um tom hidratado estiverem em contacto uma com a outra, e o raio for tangente à sua interface, então os respectivos limites desaparecem ao nível do contacto.

2.2. Definição (2) "Felson

Uma lesão opacidade corresponde à da água, em contacto anatómico com o creur, a aorta e/ou o diafragma, apagará o seu contorno ao longo da zona de contacto.

2.3. Sinal de silhueta na prática

Se duas opacidades, com um tom aguado, se fundirem, "sinal de silhueta positiva" (fig. 49).

Se duas opacidades aguadas não se misturarem, "sinal da silhueta negativa" (fig. 49).

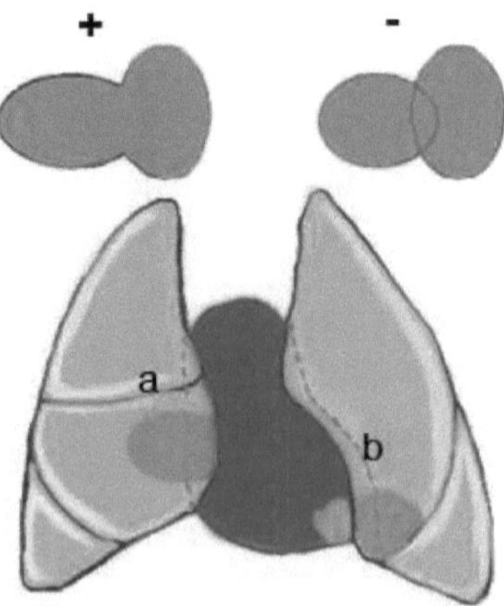

Fig. 49. Diagrama ilustrativo do sinal de silhueta. (a) Sinal de silhueta (+). (b) de silhueta (-).

3. Interesse pelo sinal da silhueta

Este sinal encontra-se nas interfaces cardíaca e aórtica.

É de grande valor para determinar a topografia de uma opacidade intratorácica, quer seja mediastínica, pulmonar ou pleural.

4. Aplicações às opacidades pulmonares

- Opacidade intraparenquimatosa, uma opacidade aquosa com um ângulo de conexão agudo ($< 90^0$) (fig. 50).

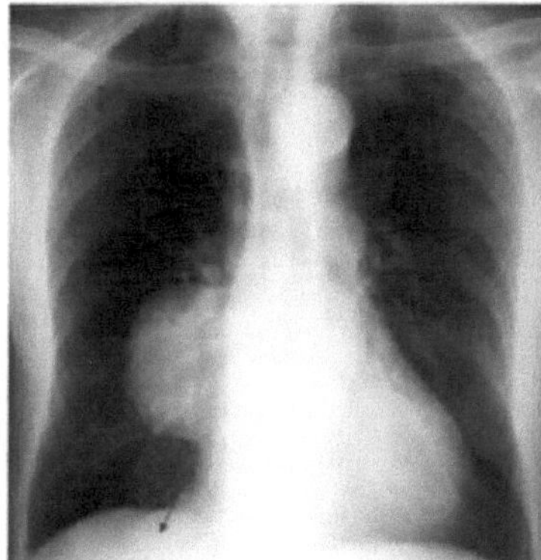

Fig. 50. Opacidade intraparenquimatosa. Opacidade aquosa, com um ângulo de ligação agudo.

- Uma opacidade pulmonar que oblitera o bordo direito do creur indica que esta lesão está localizada no lobo médio (fig.51).
- Uma opacidade pulmonar que não apaga o bordo direito do creur indica que esta lesão está localizada no lobo inferior direito (fig. 52).
- Uma opacidade pulmonar que oblitera o bordo esquerdo do creur indica que esta lesão está localizada na língula (fig. 53).
- Uma opacidade pulmonar que não apaga o bordo esquerdo do creur indica que esta lesão está localizada no lobo inferior esquerdo (fig. 54).
- Uma opacidade pulmonar que oblitera o bordo superior direito do creur e/ou a aorta ascendente indica que a lesão está localizada no segmento anterior do lobo superior direito.
- Uma opacidade pulmonar que oblitera o bordo superior esquerdo do creur indica que a lesão está localizada no segmento anterior do lobo superior esquerdo.
- Uma opacidade pulmonar que oblitera o botão aórtico indica que esta lesão está localizada posteriormente ao segmento apico-dorsal do lobo superior esquerdo (fig. 55).

• Uma opacidade localizada na LIG oblitera a aorta descendente ao longo da zona de contacto.

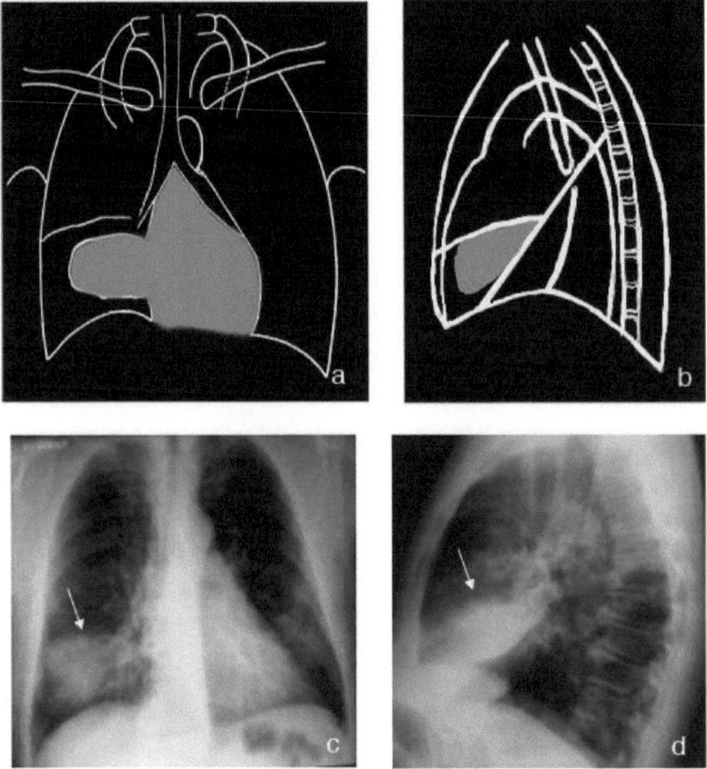

Fig. 51. Opacidade intraparenquimatosa do lobo médio obscurecendo o bordo direito do coração "sinal da silhueta positiva" (setas). Diagramas. (a) Vista frontal. (b) Vista lateral. Radiografia standard (c) frente (d) perfil.

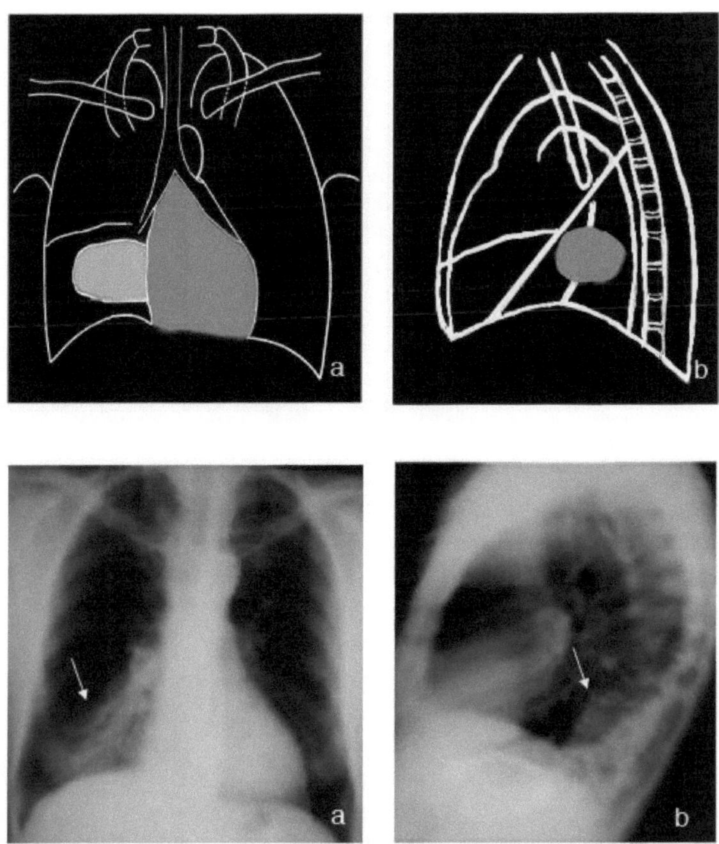

Fig. 52. Opacidade intraparenquimatosa do lobo inferior direito não obliterando o bordo
lado direito do coração "sinal da silhueta negativa" (setas). Diagramas. (a) Vista frontal. (b) Vista lateral. Radiografia standard (c) frente (d) perfil

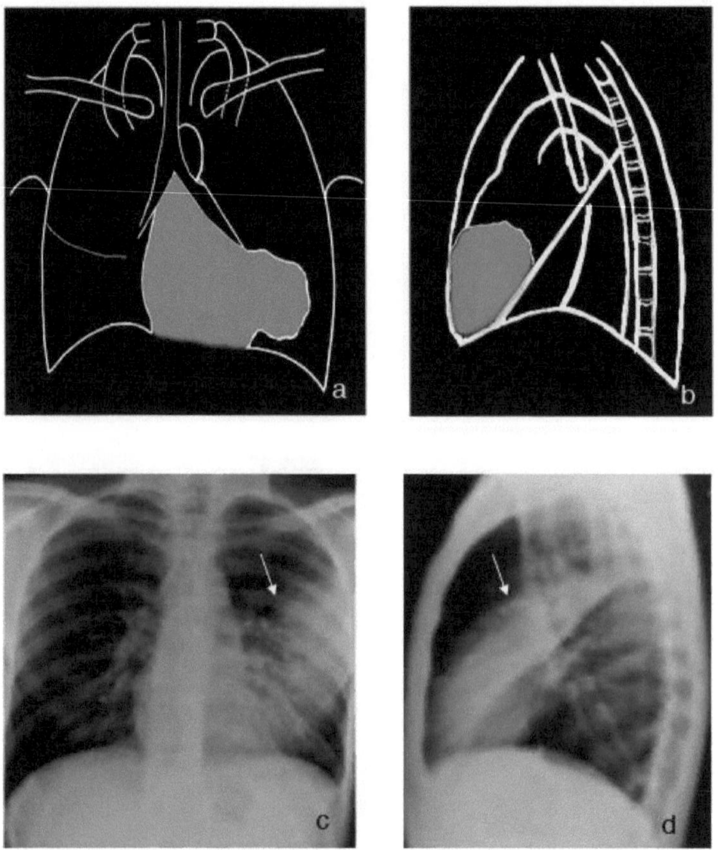

Fig. 53: Opacidade intra-parenquimatosa da língula obliterando o bordo esquerdo do coração.
"Sinal de silhueta positiva (setas). Diagramas. (a) Vista frontal. (b) Vista lateral. Radiografia padrão (c) perfil frontal (d).

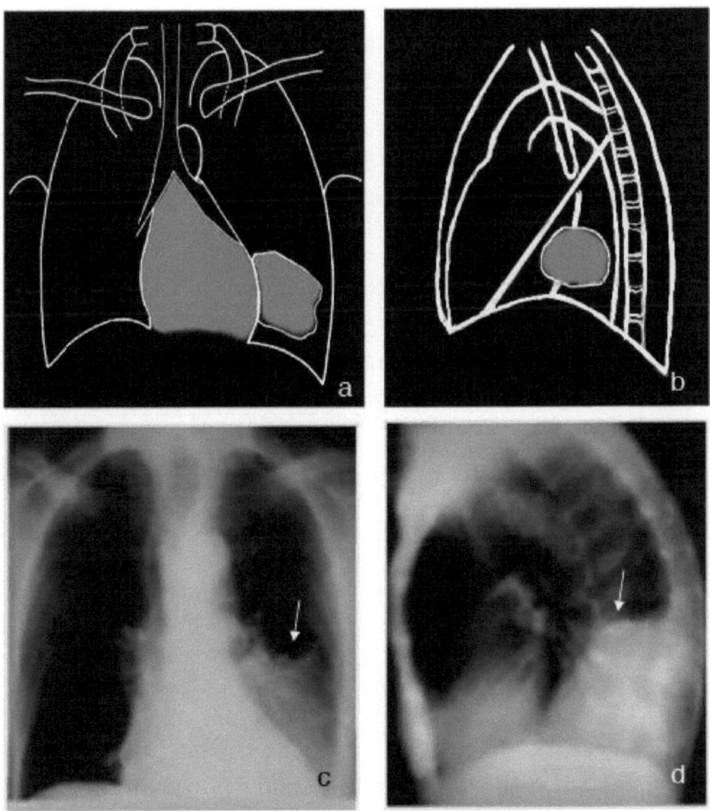

Fig. 54. Opacidade intraparenquimatosa do lobo inferior esquerdo não obliterando o bordo esquerdo do coração "sinal da silhueta negativa" (setas). Diagramas. (a) Vista frontal. (b) Vista frontal.
em perfil. Radiografia padrão (c) frente (d) perfil.

5. Aplicações para massas mediastinais

- Opacidade mediastínica, opacidade de tonalidade aquosa, com um ângulo de ligação obtuso com os bordos do mediastino (> 90^0) (fig. 56).
- Uma massa no mediastino anterior oblitera o bordo do creur no seu ponto de contacto (fig. 57).
- Uma massa no mediastino posterior oblitera o botão aórtico no seu ponto de contacto (fig. 58).

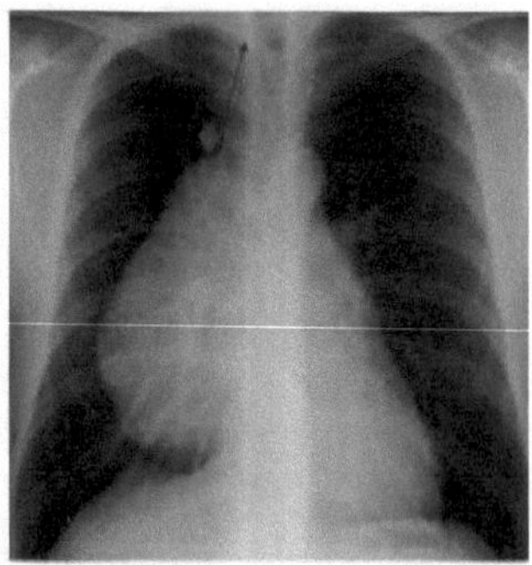

Fig. 56. Opacidade extraparenquimatosa. Opacidade aquosa, com um ângulo de ligação obtuso com os bordos do mediastino.

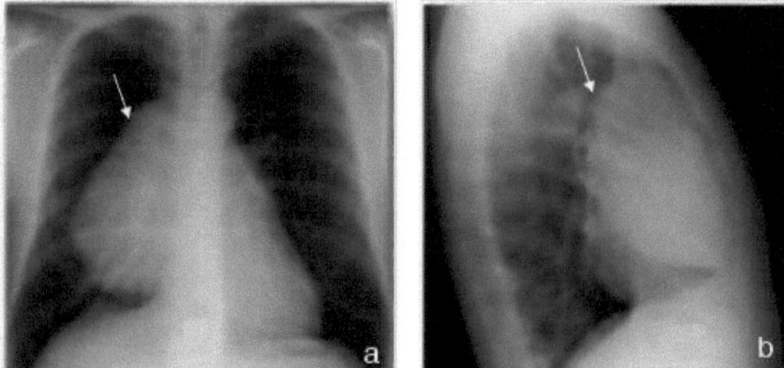

Fig. 57. Opacidade mediastínica obliterando o bordo direito do coração "sinal da silhueta positiva" (setas). Radiografia standard: (a) face (b) perfil.

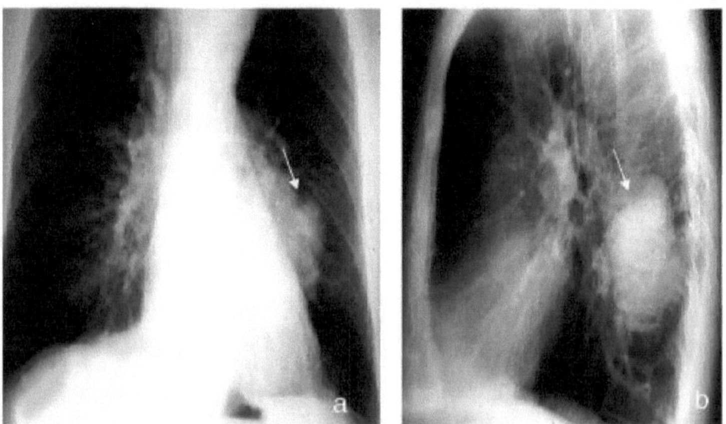

Fig. 58. Opacidade mediastínica não obliterando o bordo esquerdo do coração "sinal da silhueta negativa" (setas). Radiografia standard: (a) face (b) perfil.

6. Aplicações para derrames pleurais

Um derrame encistado da cavidade pleural anterior oblitera os bordos do creur ou da aorta ascendente ao longo da zona de contacto.

7. Diagnóstico diferencial

7.1. Sinal da silhueta fisiológica

A cúpula diafragmática esquerda perde a sua silhueta na sua parte anterior, em contacto com o creur (fig. 59).

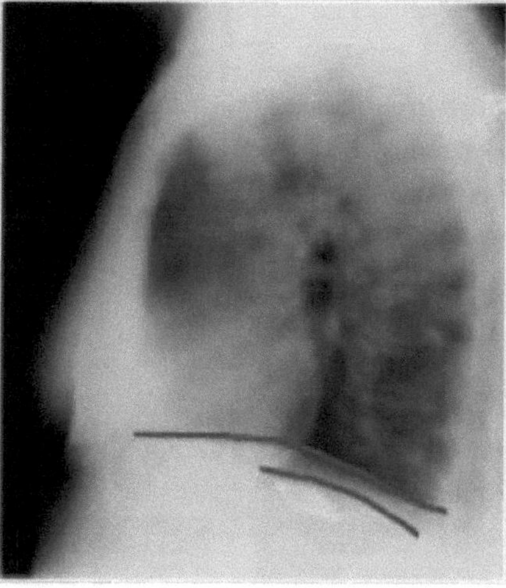

Fig. 59. O diafragma esquerdo perde a sua silhueta na sua parte anterior, em contacto com creur. Radiografia de perfil padrão.

7.2. Sinal de silhueta num tema normal

A franja gordurosa que apaga a borda da cavidade.

8. Limites

O sinal de silhueta não pode ser aplicado:

- Se o bordo direito do vinco se projetar sobre a lombada.
- Doentes com tórax em forma de funil.
- Se a película estiver subexposta.
- As lesões calcificadas e as cavidades arteriais não dão um sinal de silhueta, uma vez que têm um tom radiológico diferente na água.

Capítulo 6

Broncograma ventilado

1. Introdução

Na radiografia do tórax, os brônquios intrapulmonares não são visíveis num telerradiografia normal porque têm paredes muito finas, contêm ar e estão rodeados pelo ar dos alvéolos.

Apenas os vasos pulmonares são visíveis sob a forma arborisações ramificadas que se estendem a partir do hilo pulmonar.

2. Definição

A visibilidade do ar intra-brônquico, sublinhada pela opacidade do enchimento alveolar nos espaços aéreos distais que rodeiam os brônquios, define o broncograma aerífero (fig. 60). Este aparece como uma claridade tubular que se bifurca para formar brônquios de calibre normal. Quando o brônquio é visto de frente, o broncograma aerífero apresenta-se como uma claridade arredondada e bem limitada. Numa vista frontal, podem reconhecer-se alguns brônquios segmentares ou subsegmentares com um trajeto anterior-posterior ou posterior-anterior.

Quando presente, o sinal do broncograma aerado indica envolvimento pulmonar na grande maioria dos casos.

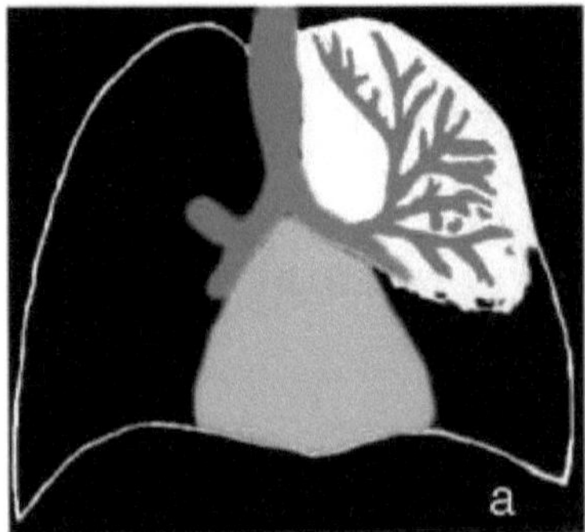

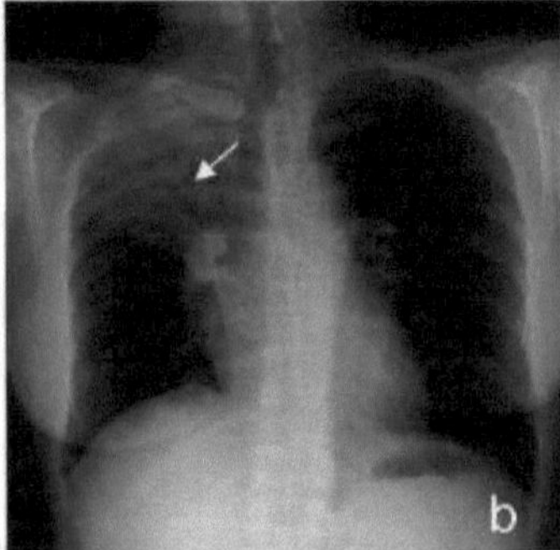

Fig. 60. Broncograma arejado (a) diagrama do broncograma. Claridade tubular que se bifurca no interior de uma opacidade. (b) Radiografia frontal do tórax. Claridade tubular que se bifurca no interior de uma opacidade (seta).

3. Fisiopatologia

As diferentes densidades da água e do ar dão origem ao sinal do broncograma aerado. Trata-se de um sinal radiológico que resulta do desaparecimento do ar normalmente contido nos alvéolos pulmonares, sendo este ar substituído por um líquido ou por células. O brônquio torna-se então visível na radiologia normal.

4. Causas

4.1. Pneumonia

A pneumonia aguda é uma infeção aguda das vias aéreas inferiores, caracterizada por lesões inflamatórias ou mesmo purulentas do parênquima pulmonar.

Na imagiologia, opacidade sistematizada de tom aquoso, limitada por uma fissura, muitas vezes intransponível, contendo um broncograma aerado (fig. 61).

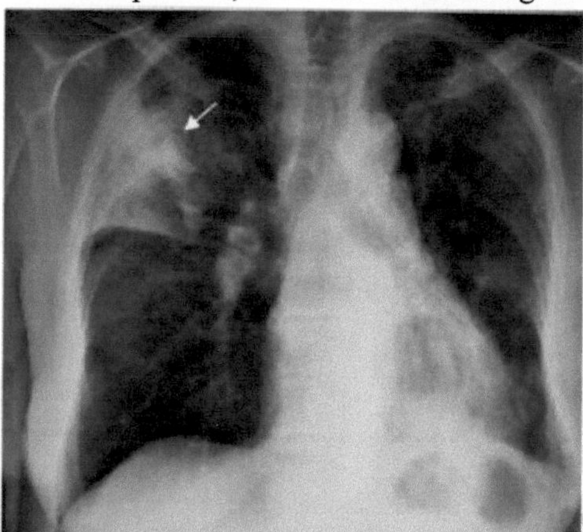

Fig. 61. Pneumonia. Radiografia da parte anterior do tórax. Opacidade de tom aquoso, da mesma densidade do creur, sistematizada pela pequena cissura, contendo um broncograma aerado.

4.2. (Edema pulmonar agudo

As opacidades da asa de borboleta ocorrem em ambos os lados dos dois hili (fig. 62), afectando a base, mas geralmente respeitando a periferia dos pulmões e os ápices,

o corpo da borboleta é o mediastino.

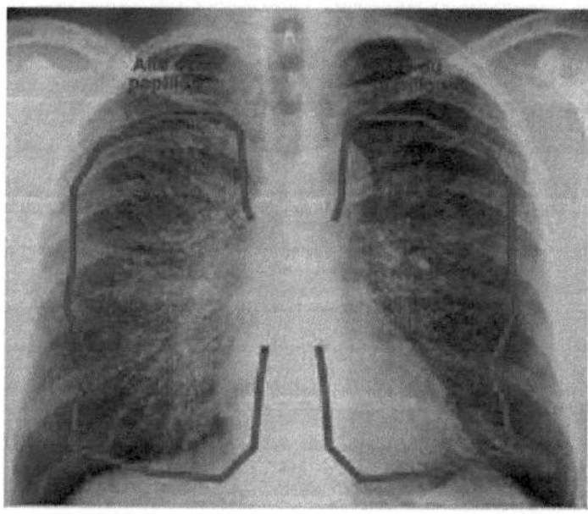

Fig. 62. Edema pulmonar agudo. Opacidades em forma de borboleta.

4.3. Tuberculose

A tuberculose é uma doença infecciosa causada pela bactéria Mycobacterium tuberculosis. Na radiologia, apresenta-se como uma opacidade com um broncograma aerotizado (fig. 63).

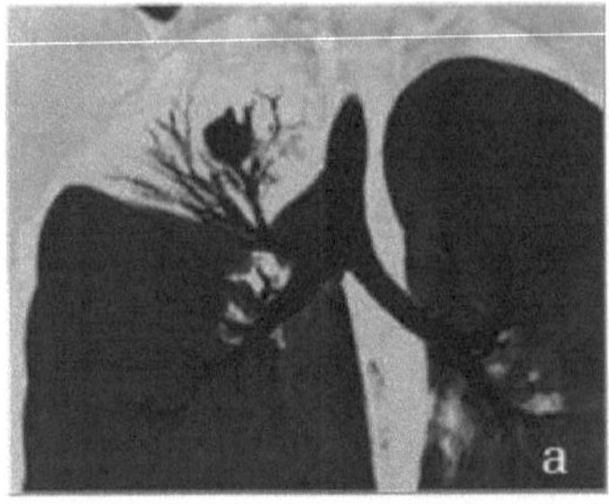

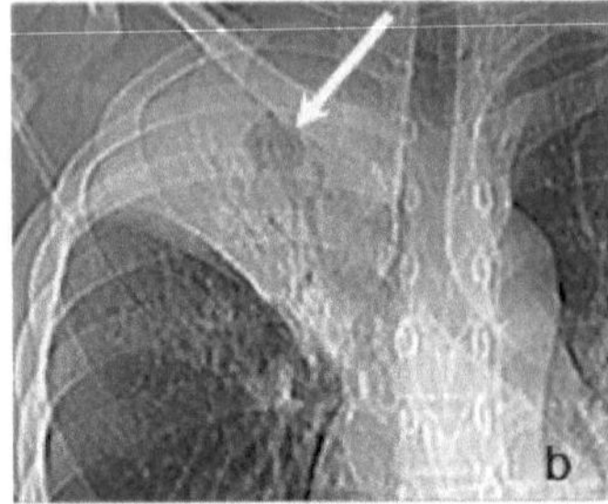

Fig. 63. Tuberculose. Opacidade aquosa com broncograma aerado (a) reconstrução frontal de TC, (b) radiografia frontal padrão.

4.4. Outras aplicações do sinal do broncograma ventilado

Fig. 1. Os brônquios adjacentes indicam atelectasia lobar ou segmentar (fig. 64).

Fig. 2. Os brônquios dilatados indicam bronquiectasias (fig. 65).

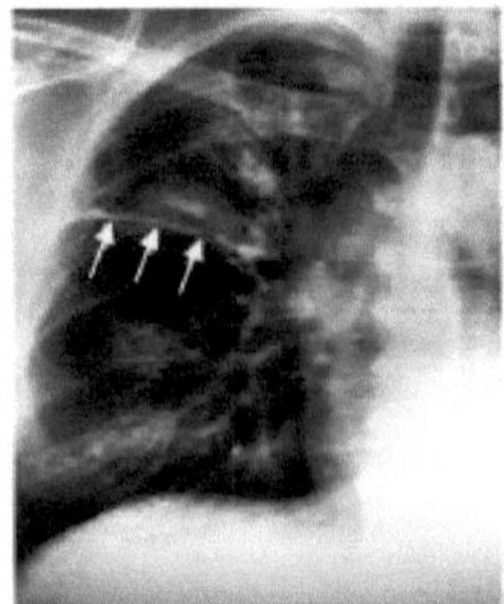

Fig. 64. Atelectasia. Opacidade em banda, brônquios unidos.

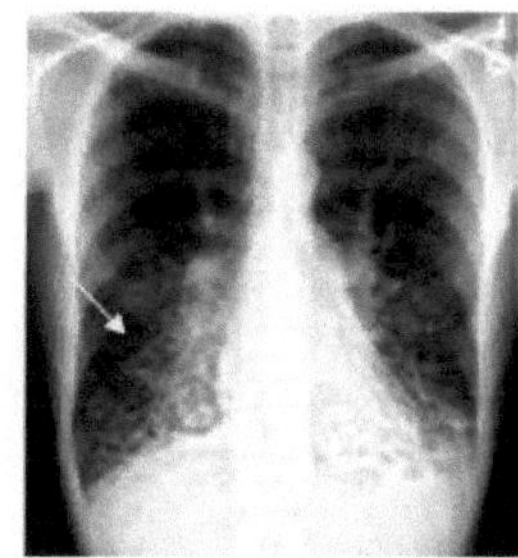

Fig. 65. Bronquiectasia. Dilatação dos brônquios, hiperclartés saculares.

5. Limites

Uma lesão pulmonar sem um broncograma aeriforme, possivelmente relacionada com :

- Tubos brônquicos cheios de secreções.
- Destruição dos brônquios.
- Ausência de brônquios.

Se não houver sinais de broncograma aerado numa opacidade, a lesão é pulmonar ou extra-pulmonar.

Capítulo 7

Atelectasia lobar e segmentar

1. Definição

Redução parcial ou total do volume do pulmão causada por uma redução da aeração. Este termo é preferível a colapso, que deve ser reservado para atelectasias maciças.

2. Mecanismo

Três mecanismos que levam à atelectasia:

- Obstrução.
- Compressão.
- Encolhimento.

1.1. Atelectasia obstrutiva

A obstrução brônquica induzida pode ser devida a um tumor ou a uma estenose inflamatória, a um corpo estranho, a uma impactação mucoide ou a uma broncolitíase devida a uma congestão brônquica importante.

A montante deste bloqueio, a zona alveolar deixa de ser ventilada. O gás alveolar difunde-se gradualmente na corrente sanguínea, provocando o colapso e a contração da zona alveolar e excluindo-a das trocas gasosas. A obstrução pode ser central única ou periférica múltipla.

1.1.1. Obstrução central

Pode ser de origem intrínseca ou extrínseca.

- Intrínsecas: cancro dos brônquios, corpos estranhos, doenças inflamatórias dos brônquios (tuberculose).
- Extrínsecos: massas, ADP, tumor mediastinal, aneurisma ou creur grande.

1.1.2. Obstrução periférica

Exsudados inflamatórios, muco, etc.

1.2. Atelectasia por compressão

Por compressão brônquica extrínseca (adenopatia, tumor do mediastino, etc.). Diz-se que é passiva quando há compressão por derrame pleural ou outra lesão.

A lesão do surfactante na síndrome de dificuldade respiratória aguda também leva a atelectasia.

1.3. Atelectasia de retração

Pode dever-se a sequelas de tuberculose ou a fibroses pulmonares de várias origens (silicose).

3. Sinais radiológicos de atelectasia

3.1. Sinais diretos

- Deslocamento das escissuras que delimitam o lobo afetado.
- Opacidade.
- Sinal de silhueta.
- Em caso de atelectasia incompleta: redução do arejamento ± opacidade, desorientação e compressão brônquica e vascular.

• .1.1. Deslocação da cissura

O lóbulo do pulmão é uma pirâmide com uma base pleural e um ápice hilar, contendo uma arborização broncovascular que se estende a partir do hilo.
Base periférica com duas camadas pleurais, face mediastínica, face tesoura e ápice com mobilidade limitada.
A atelectasia tende sempre a transformar a pirâmide lobar numa bolacha de base pleural, de topo hilar, pressionada contra o mediastino (fig. 66).

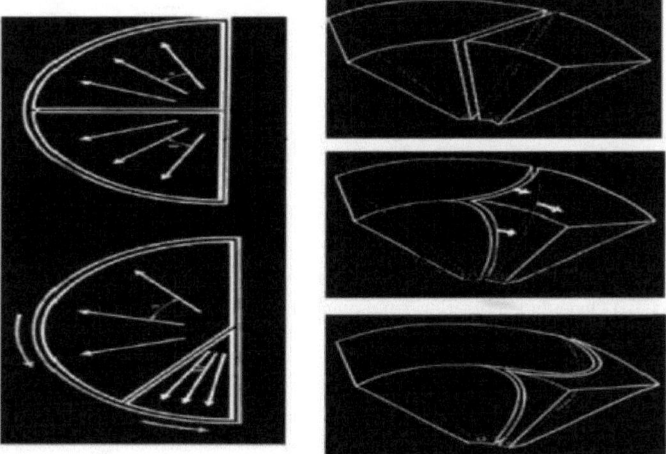

Fig. 66. Esquema da deslocação da tesoura.

• .1.2. Opacidade

Opacidade triangular sistematizada no lobo, com ápice hilar e base pleural se colapso não ventilado.
A opacidade é detectada na vista frontal, comparando os dois pulmões e aplicando o sinal da silhueta (fig. 67).
Numa imagem de perfil normal, cada corpo vertebral aparece mais preto do que o seu homólogo superior (gradiente de transparência das vértebras torácicas). No caso de uma opacidade, observa-se uma perda do gradiente de transparência das

vértebras "sinal da coluna vertebral" (fig. 68).

Na maioria dos casos, existe uma redução do arejamento associada a uma opacidade com deslocações vasculares e brônquicas (fig. 69).

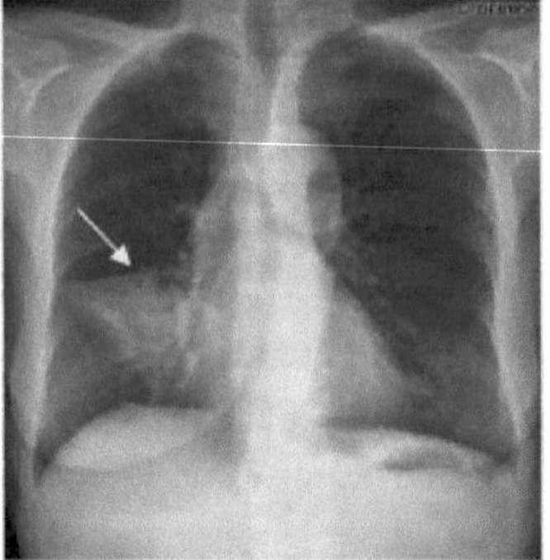

Fig. 67. Opacidade em vista frontal. Opacidade triangular sistematizada pela pequena cissura do lobo médio (seta), apagando o bordo direito do creur (sinal da silhueta).

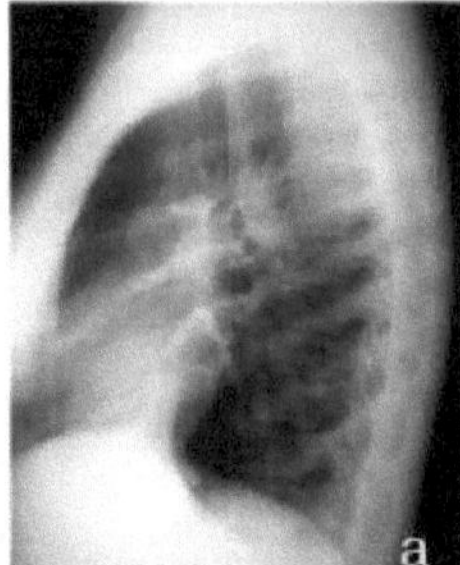

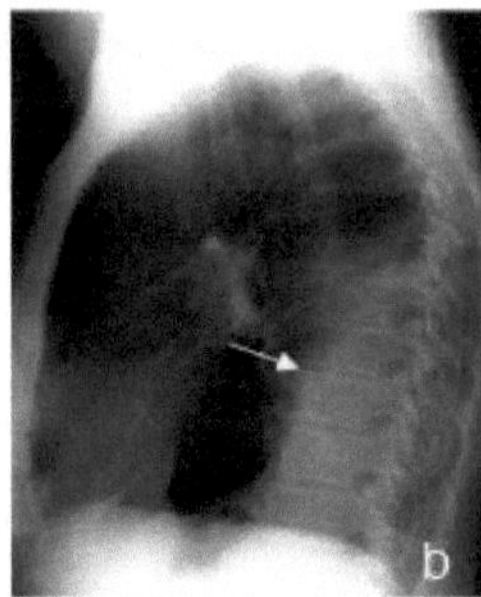

Fig. 68. Opacidade em vista lateral. (a) Perfil sem anomalias, com gradiente de transparência das vértebras. (b) Opacidade posterior, sinal positivo da coluna vertebral (seta).

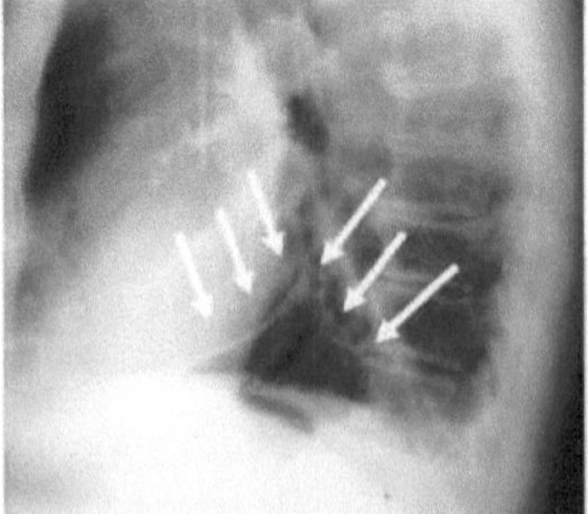

Fig. 69. Diminuição do arejamento pulmonar e deslocamento vascular e brônquico.

3.2. Sinais indirectos (fig. 70)

3.2.1. Movendo-se de forma hilariante.

3.2.2. Elevação unilateral da cúpula diafragmática.

3.2.3. Deslocamento do mediastino (traqueia, creili j.)

3.2.4. Perda de volume no hemitórax ipsilateral.

3.2.5. Hiperinsuflação compensatória dos lóbulos saudáveis.

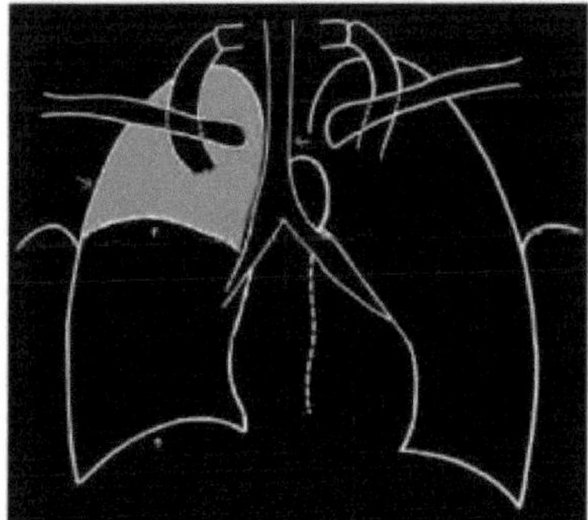

Fig. 70. Sinais indirectos de atelectasia.

3.2.6. Deslocação de Hilary

Este é o sinal indireto mais importante. Normalmente, em 97% dos indivíduos normais, o hilo esquerdo é mais elevado do que o direito e em 3% dos indivíduos normais, os hilos estão ao mesmo nível (fig. 71).

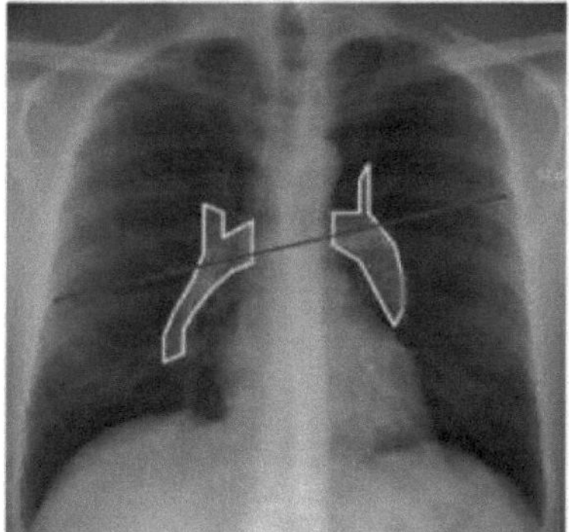

Fig. 71. O hilo esquerdo é mais alto do que o direito.

3.2.7. Elevação da cúpula diafragmática

Ascensão da cúpula diafragmática homolateral à atelectasia.

As cúpulas diafragmáticas são assimétricas, com a cúpula diafragmática direita normalmente 1 a 2 cm mais alta do que a esquerda (fig. 72).

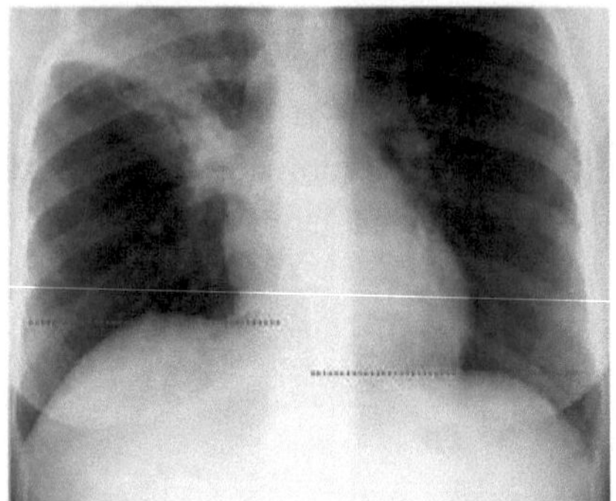

Fig. 72. A cúpula diafragmática direita é mais alta do que a esquerda.

3.2.8. Deslocamento do mediastino

Deslocamento da traqueia em direção a uma atelectasia. O creur raramente é desviado; é necessária uma perda de volume significativa (fig. 73).

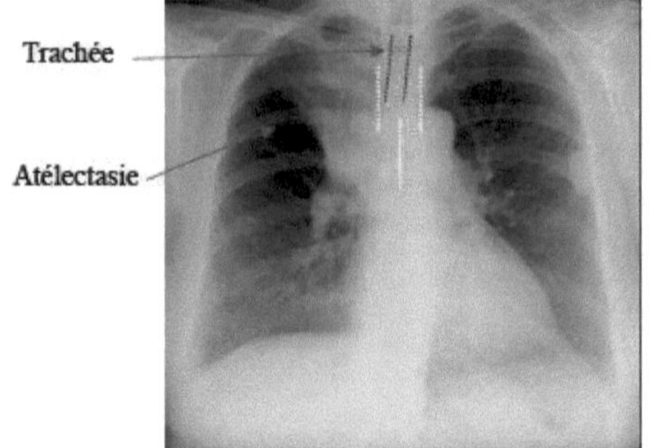

Atelectasia da traqueia

Fig. 73. Deslocamento da traqueia atelectasia.

3.2.9. Hiperinflação compensatória

Hiperclaridade compensatória do parênquima dos lobos sãos (fig.74).

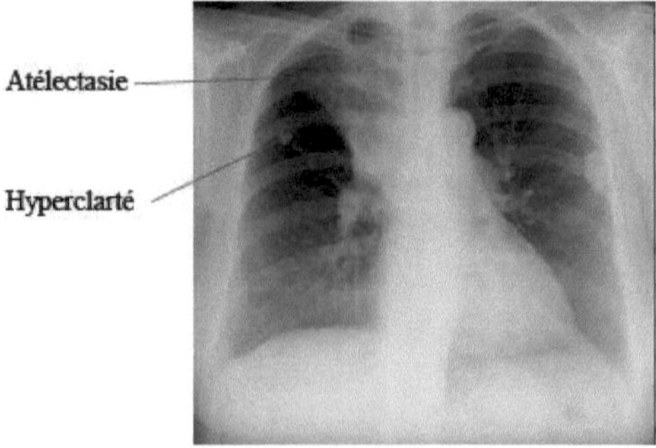

Atelectasia Hiperclareza

Fig. 74. Opacidade retrátil do lobo superior direito associada a hiperclareza compensatória de um lobo homolateral do pulmão.

3.3. Sinais associados

O sinal do "S invertido" de Golden é uma massa hilar com perda de volume, resultando em convexidade central e concavidade periférica ao nível da cissura (fig. 75).

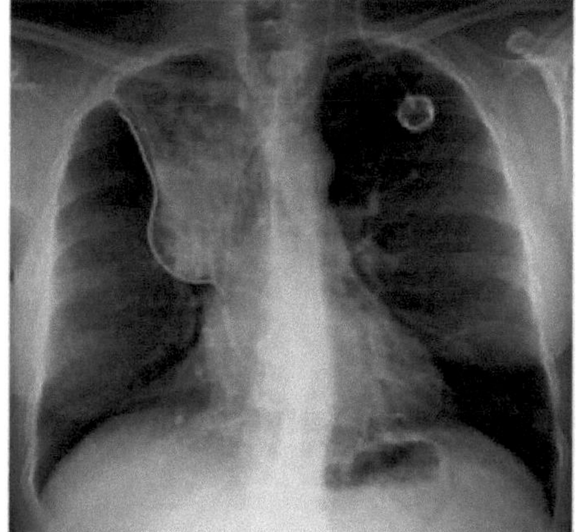

Fig. 75. Sinal dourado.

4. Atelectasia lobar

4.1. Atelectasia do lobo superior direito

4.1.1. Sinais diretos

4.1.1.1 Face

- Opacidade clara na região superior direita (opacidade triangular com ápice hilar).
- Deslocamento para cima e medial da cissura menor (fig. 76).

4.1.1.2 Perfil

A tesoura pequena e a metade superior da tesoura grande deslocam-se para cima até se encontrarem (fechar um livro) (fig.77).

4.1.2. Sinais indirectos

- A direita é do mesmo nível ou superior à esquerda.
- Desvio da traqueia para a direita.
- Elevação da cúpula diafragmática direita.
- Hiperclaridade dos lobos médio e inferior direitos em comparação com o pulmão esquerdo.

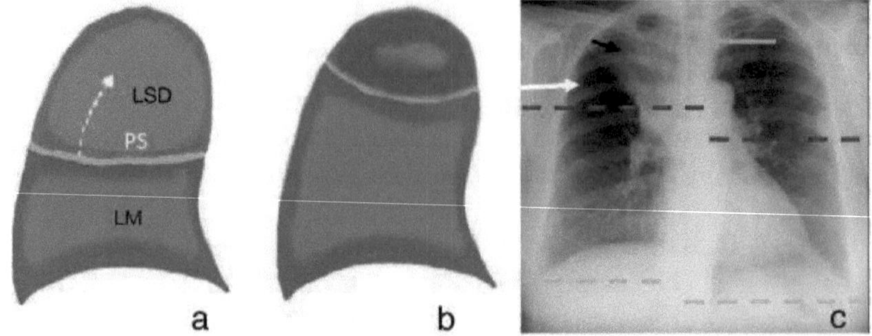

Fig. 76. Atelectasia frontal do lobo superior direito. (a+b) Diagramas da deslocação da pequena fissura (PS) para formar uma opacidade do lobo superior direito. (c) Radiografia padrão. Opacidade do lobo superior direito (seta preta), desvio da traqueia para a direita (seta verde), hiperclareza do lobo médio (seta branca), hilo direito mais alto do que o esquerdo e elevação da cúpula diafragmática direita.

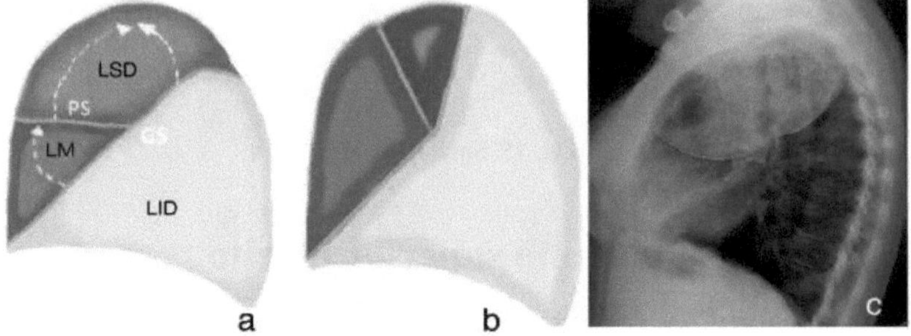

Fig. 77. Atelectasia do lobo superior direito em perfil. (a+b) Diagramas do pulmão direito em perfil, (c) radiografia padrão em perfil. Deslocamento das cissuras na atelectasia do lobo superior direito em perfil. Pequena fissura (PS). Grande fissura (GS).

4.2. Atelectasia do lobo superior esquerdo

4.2.1. Sinais diretos

4.2.1.1 Face

- Opacidade homogénea peri e supra-hilar à esquerda (fig. 78).

4.2.1.2 Perfil

- Grande cissura puxada para cima e para a frente (antero-superior)
- Opacidade paralela pressionada contra a parede torácica anterior (fig.79).

4.2.2. Sinais indirectos

- Elevação do hilo esquerdo.
- Desvio da traqueia para a esquerda.

- Elevação da cúpula diafragmática esquerda.
- Hiperclaridade do lobo inferior esquerdo.

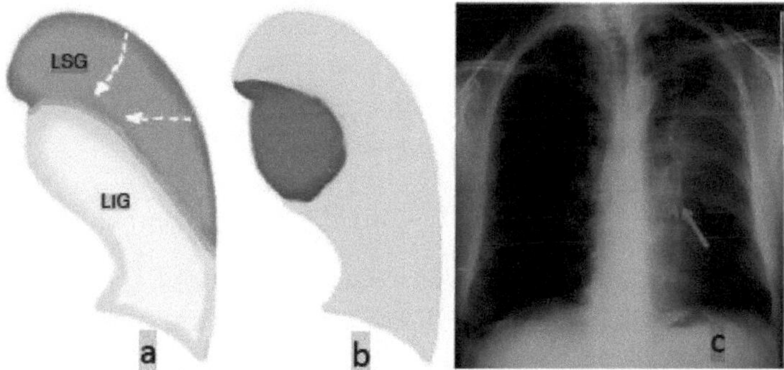

Fig. 78. Vista frontal de atelectasia do lobo superior esquerdo. (a+b) Vista frontal do pulmão esquerdo, (c) Vista frontal da radiografia padrão. Opacidade peri-hilar (seta).

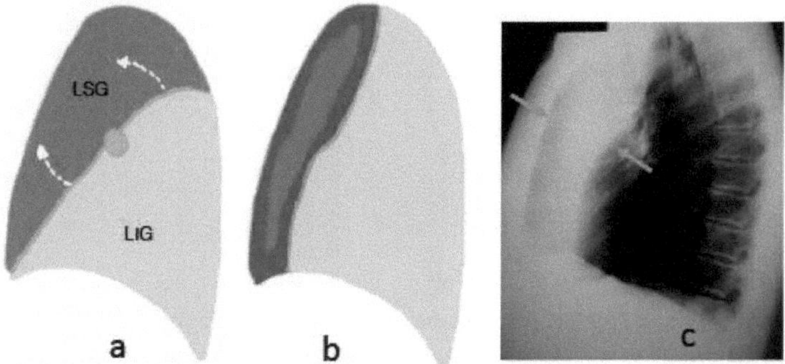

Fig. 79. Atelectasia do lobo superior esquerdo em perfil. (a+b) Diagramas pulmonares em perfil, (c) radiografia padrão em perfil. Opacidade paralela e plana contra a parede torácica anterior (setas).

4.3. Atelectasia do lobo médio / língula

4.3.1. Sinais diretos

Aproximam-se as cissuras menor e maior no sentido inferomedial e superomedial, respetivamente, até se obter uma opacidade que oblitera o bordo direito do coração na frente e uma opacidade linear no sentido póstero-anterior e craniocaudal a partir do hilo direito no lado (figs. 80 e 81).

4.3.2. Sinais indirectos

- Não há deslocação significativa do hilo.
- Não há deslocação significativa da traqueia homolateral.
- Hiperclaridade do lobo superior direito em comparação com o pulmão esquerdo.

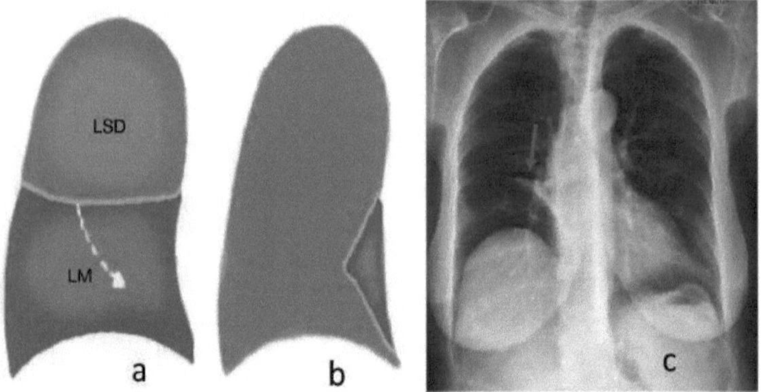

Fig. 80. Vista frontal de atelectasia do lobo médio (a+b) Diagramas pulmonares frontais, (c) Radiografia padrão frontal. Opacidade obliterando o bordo direito do creur (seta).

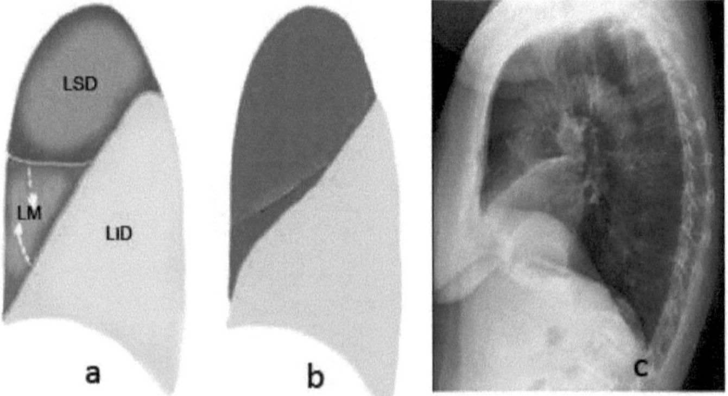

Fig. 81. Atelectasia do lobo médio em perfil. (a+b) Diagramas do pulmão em perfil, (c) Radiografia de perfil padrão. Opacidade linear anterior (setas).

4.4. Atelectasia do lobo inferior direito

4.4.1. Sinais diretos

4.4.1.1 Face

Deslocamento da parte superior-externa da cissura maior em direção inferomedial. A sua parte lateral gira para trás, tornando-se tangente às radiografias. A atelectasia mais grave leva à formação de uma opacidade infra-hilar triangular que oblitera o bordo do diafragma e a interface paravertebral (fig. 82).

4.4.1.2 Perfil

As duas porções superior e inferior da cissura maior descem, à medida que se voltam para trás, formando uma opacidade cónica cujo vértice é hilar e cuja base é a parte posterior e inferior da parede torácica e a parte posterior do hemidiafragma (fig. 83).

4.4.2. Sinais indirectos

- Deslocação inferior do hilo direito.
- Deslocamento da traqueia para o lado homolateral.
- Elevação do hemidiafragma direito.
- Hiperclaridade do lobo superior direito médio em comparação com o pulmão esquerdo.

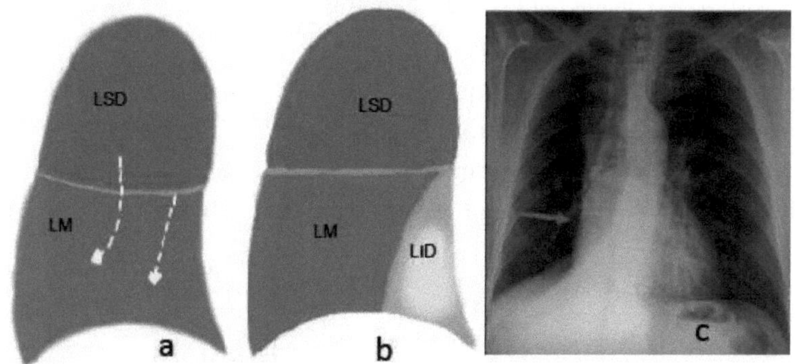

Fig. 82. Atelectasia frontal do lobo inferior direito. (a+b) Diagramas pulmonares frontais, (c) Radiografia frontal padrão. Opacidade infra-hilar triangular obliterando o bordo do diafragma e a interface paravertebral, não oblitera o bordo direito do coração (seta).

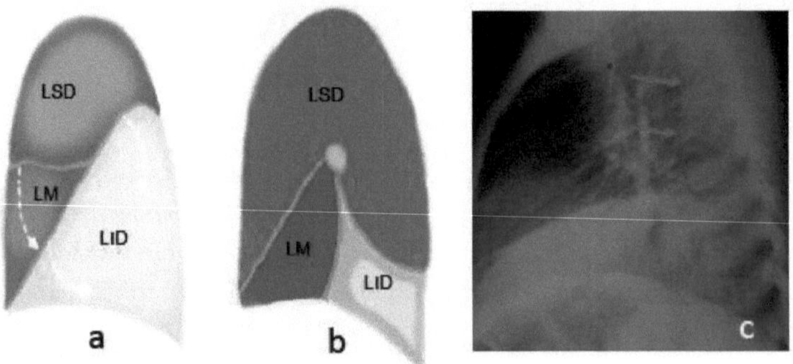

Fig. 83. Atelectasia do lobo inferior direito em perfil. (a+b) Diagramas do pulmão em perfil, (c)
Radiografia de perfil padrão. Opacidade cónica com um vértice hilar e uma base na parte posterior e inferior da parede torácica (setas).

4.5. Atelectasia do lobo inferior esquerdo

4.5.1. Sinais diretos

4.5.1.1 Face

Opacidade clara na zona medial e inferior esquerda (fig.84).

4.5.1.2 Perfil

Grande cissura desenhada para baixo e para trás (fig. 85).

4.5.2. Sinais indirectos

- Deslocação inferior do hilo esquerdo.
- Deslocamento da traqueia para o lado homolateral.
- Elevação do hemidiafragma esquerdo.
- Hiperclaridade do lobo superior esquerdo em comparação com o pulmão direito.

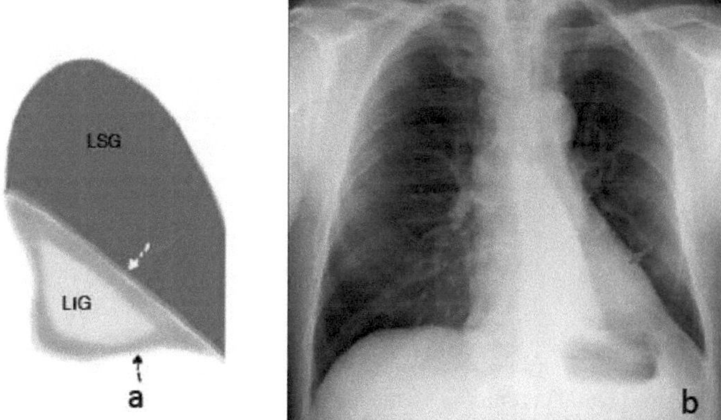

Fig. 84. Atelectasia frontal do lobo inferior esquerdo. (a+b) Diagramas pulmonares frontais, (c) Radiografia frontal normalizada. Opacidade da zona inferior e medial esquerda, não obliterando o bordo esquerdo do coração (seta).

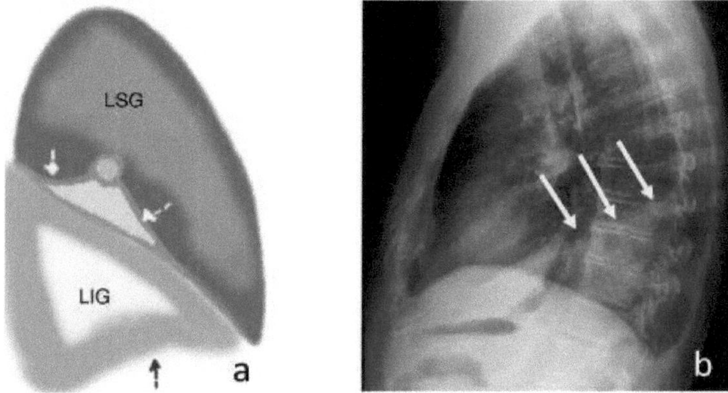

Fig. 85. Atelectasia do lobo inferior esquerdo em perfil. (a+b) Diagramas pulmonares em perfil, (c) Radiografia standard em perfil. Opacidade triangular cujo vértice é hilar e cuja base é a parte posterior e inferior da parede torácica (seta vermelha). A fissura maior é desenhada para baixo e para trás (setas brancas).

5. Atelectasia de um pulmão inteiro

Na imagiologia, manifesta-se como uma opacidade da hemicâmara pulmonar, com protrusão do pulmão normal para o hemitórax afetado e atração do mediastino para o lado afetado, ao contrário de um derrame pleural volumoso que empurra o mediastino para o lado são (fig.86).

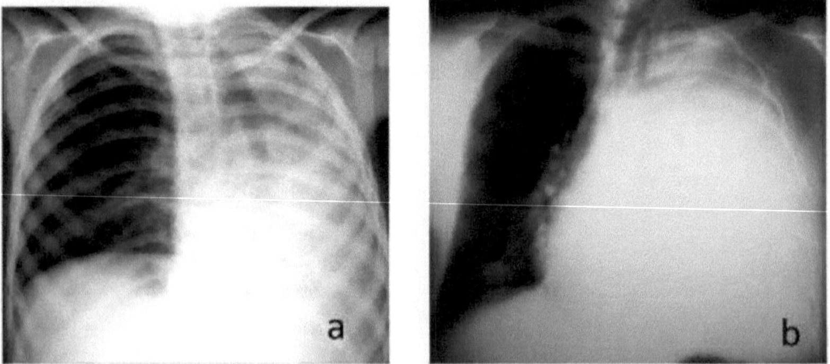

Fig. 86. Radiografia de frente: (a) Atelectasia de todo o pulmão desenha-se no mediastino. (b) Grande derrame pleural desenha-se no mediastino.

Referência

1. Adams G, Wein B, Keulers B, Stargardt A, Guenther RW. Qualidade da imagiologia torácica em cuidados intensivos: comparação do sistema convencional de plaquetas de fósforo com a radiografia convencional em imagiologia à cabeceira. Radiologia 1989;173(P):402.
2. Austin JH. A fissura menor esquerda. Radiologia 1996;161:433-6.
3. Armstrong WB, Netterville JL. Anatomia da laringe, traqueia e brônquios. Otolaryngol Clin North Am 1995;28:685-704.
4. Brun AL. Síndrome alveolar. EMC - Radiologia e Imagiologia Médica - cardiovascular - torácica - cervical 2014;9(2):1-9 [Artigo 32-360-A-10].
5. Bachman AL, Teixidor HS. A banda traqueal posterior é um refletor da anomalia local do mediastino superior. Br J Radiol 1975; 48: 352-359
6. Boyden EA, Hartman JF. Análise das variações nos segmentos broncopulmonares do lobo superior esquerdo de 50 pulmões. AmJ Anat 1946; 79:321-60.
7. Boyden EA, Scannell JG. An analysis of variations in the bronchovascular pattern of the right upper lobe of 50 lungs. Am J Anat 1948; 82:27-73.
8. Boyden EA, Hamre CJ. An analysis of variations in the bronchovascular pattern of the middle lobe in 50 dissected and 20 injected lungs. J Thorac Surg 1951;21:172-88.
9. Boyden EA. In: Segmental anatomy of the lung: a study of the pattern of the segmental bronchi and selected pulmonary vessels. Nova Iorque: McGraw-Hill; 1955. p. 23-32.
10. Babichev EA, Baru SE, Khabakhpashev AG, Kolachev GM, Ponomarev OA, Savinov GA, et al. Dispositivo radiográfico digital baseado em NWPC com resolução espacial melhorada. Nucl Instrd Methods Phys Res 1992;A323:49-53.
11. Berkmen T, Berkmen YM, Austin JH. Fissuras acessórias do lobo superior do pulmão esquerdo: aspeto de filme simples de TC. AJR Am J Roentgenol 1994;162:1287-93.
12. Breatnach E, Abbott GC, Fraser RG. Dimensions of the normal human trachea (Dimensões da traqueia humana normal). AJR Am J Roentgenol 1984;142:903Felson B. Chest roentgenology. Philadelphia: WB Saunders, 1973
13. Beigelman C, Meunier C, Trogrlic S. Radioanatomia do tórax. In: Jeanbourquin D, editor. Imagerie thoracique de l'adulte. Paris: Masson; 2003. p. 7-57.
14. Beigelman C. Tomodensitometria. In: Grenier P, editor. Imagerie thoracique de l'adulte. Paris: Médecine-Sciences Flammarion; 1996. p. 51-105.
15. Coussement A, Padovani B. Incidência lateral do tórax. Curso de aperfeiçoamento pós-universitário. Jornadas Francesas de Radiologia, Paris, novembro de 1997
16. Chotas HG, Floyd CE, Ravin CE. Avaliação de um sistema de radiografia digital de tórax que utiliza um detetor de selénio. Radiologia 1995;195: 264-70.
17. Cooper C, Moss AA, Buy JN, Stark DD. Aspeto da TC do ligamento pulmonar inferior normal. AJR Am J Roentgenol 1983;141:237-40.
18. Chotas HG, Dobbins JT, Ravin CE. Princípios da radiografia digital com detectores de grande área, legíveis eletronicamente: uma revisão dos princípios básicos. Radiologia 1999;210:595-9.
19. Dubois De Montreynaud J.M., Lecture accélérée de la radiographique thoracique, 2ª edição, Maloine, Paris, 1996.
20. Daniel Anthoine, Jean-Claude Humbert. La radiologie thoracique standard (face and profiles), Atlas de pathologie thoracique (2007).
21. Debray MP, Bancal C, Dombret MC. Pleura não tumoral normal e patológica. EMC -

Radiologia e imagiologia médica - cardiovascular - torácica - cervical 2013;8(3):1- 15 [Artigo 32-520-A-10].

22. Debray MP, Bancal C, Dombret MC. Pl\®vre não tumoral normal e patológico. EMC - Radiologie et imagerie médicale - cardiovasculaire - thoracique - cervicale 2013;8(3):1-15 [Artigo 32-520-A-10].

23. Dobbins JT, Samei E, Chotas HG, Warp RJ, Baydush AH, Floyd CE, et al. Radiografia do tórax: otimização do espetro de raios X para o detetor de painel plano de silício amorfo de iodeto de césio. Radiology 2003;226: 221-30.

24. Frija J., De Bazelaire C., Mathieu O., Zagdanski A-M., DeKerviler E., Guide de lecture à partir de l'anatomie radiologique du thorax, Journées Françaises de Radiologie 2004 - Formation Médicale Continue N° 55.

25. Foote GA, Meredith HC. O sinal da silhueta e a veia cava inferior. Radiologia 1979; 133: 583-585.

26. Frija J, Schmit P, Katz M, Vadrot D, Laval-Jeantet M. Tomografia computorizada das fissuras pulmonares. Anatomia normal. J Comput Assist Tomogr 1982; 6: 1069-1074

27. Fraser RG, Pare JA, Pare PD, Fraser RS, Genereux GP. O tórax normal. In: Diagnosis diseases of the chest. Filadélfia: WB Saunders; 1988.

28. Frija J, de Géry S, Lallouet F, Guermazi A, Zagdanski AM, de Kerviller E. Digital chest radiography: equipment, image processing, limitations. J Radiol 2001;82:1045-53.

29. Floyd Jr. CE, Baker JA, Chotas HG, Delong DM, Ravin CE. Radiografia digital do tórax com base em selénio: preferência dos radiologistas em comparação com as radiografias com ecrã de película. AJR Am J Roentgenol 1995;165:1353-8.

30. Felson B., Weinstein A. S., Spitz H. B., Principes de la radiologie du thorax, edição de 2 volumes, Delachaux & Niestel, Neuchatel- Paris, 1979.

31. Fischer MS. Significância de uma fissura maior visível na radiografia frontal do tórax. AJR Am J Roentgenol 1981;137:477-80.

32. GlazerHS, MolinaPL, SiegelMJ, Sagel SS. Massas mediastinais de alta atenuação em TC sem contraste. AJR Am J Roentgenol 1991; 156: 45-50

33. Giron J, Coussement A, Sans N, Fajadet P, Sénac JP, Durand Get al. Incidência latéraleduthorax : " leprofil ". EncyclMed Chir (Elsevier, Paris), Radiodiagnostic-Coeur-Poumon, 32-330-A15, 1997: 1-28

34. Giron J, Sénac JP. Manual de imagiologia torácica. O perfil. Montpellier: Sauramps Medical, 1995.

35. Goodwin JD, Tarver RD. Fissuras acessórias do pulmão. AJR Am J Roentgenol 1985; 144: 39-47

36. Grenier P, Guilbeau JC. Radiografia do tórax: achados normais. In: Grenier P, editor. Imagerie thoracique de l'adulte. Paris: Médecine-Sciences Flammarion; 1996. p. 9-25.

37. Grenier P. Imagerie thoracique de l'adulte. Paris: Médecine-Sciences Flammarion; 1996.

38. Grenier P. Radiografia do tórax: as síndromes radiológicas.nível PCEM2 - EIA aparelho respiratório 2002 - 2003

39. Godwin JD, Tarver RD. Fissuras acessórias do pulmão. AJR Am J Roentgenol 1985;144:39- 47.

40. HeitzmanER,LaneEJ,HammackDB,RimmierLJ. Avaliação radiológica da janela aórtico-pulmonar. Radiologia 1975; 116: 513-51.

41. Hayashi K, Aziz A, Ashizawa K, Hayashi H, Nagaoki K, Otsuji H. Aparências radiográficas e de TC das fissuras maiores. Radiographics 2001;21:861-74.-6. 1984.

42. Haskin PH, Goodman LR. Normal trachea bifurcation angle: a reassessment. AJR Am J Roentgenol 1982;139:879-82.
43. Jackson CL, Huber JF. Correlated applied anatomy of bronchial tree and lungs with a system of nomenclature (Anatomia aplicada correlacionada da árvore brônquica e dos pulmões com um sistema de nomenclatura). Dis Chest 1943;9:319-26.
44. Jeanbourquin D., Lahutte M., Teriitehau C., El Kharras A., Geffroy Y., Minvielle F., Normal lung. EMC (Elsevier SAS, Paris), Radiodiagnóstico - Creur-poumon, 32-330-A-10, 2006.
45. Jardin M, Rémy J. Anatomia broncovascular segmentar dos lobos inferiores: análise por TC. AJR Am J Roentgenol 1986;147:457-68.
46. Jeanbourquin D, Hazebroucq V, Beroud P, Attia M, Cordoliani YS, Cosnard G. CT visualisation of segmental bronchi. Med Armees 1987;15:457-68.
47. Kramer R, Glass A. Localização broncoscópica de um abcesso pulmonar. Ann Otol Laryngol 1932;14:1210-20.
48. Kido S, Ikezeo J, Takeuchi N, Kondoh H, Tomiyama N, Joko T, et al. Interpretação de anomalias pulmonares intersticiais subtis: radiografia convencional versus radiografia de fósforo de armazenamento. Radiology 1993;187:527-33.
49. Kundel HL, GefterW, Aronchik J, Miller Jr.W, Habatu H,Withfill CH, et al. Accuracy of bedside chest hard copy screen film versus hard and soft copy computed radiographs in a medical intensive care unit: receiver operating characteristic analysis. Radiology 1997;205: 859-63.
50. Kalifa G, Charpak Y, Maccia C, Fery-Lemonnier E, Bloch J, Boussard JM, et al. Avaliação de um aparelho de raios X digital de baixa dose: primeiros resultados dosimétricos e clínicos em crianças. Pediatr Radiol 1998;28: 557-61.
51. Kent EM, Blades B. The surgical anatomy of the pulmonary lobes (A anatomia cirúrgica dos lóbulos pulmonares). J Thorac Surg 1942;12:18- 30.
52. Lacombe P, Chatel A, Latouche D, Bigot JM, Helenon C. A região aórtico-pulmonar. Anatomia radiológica normal e patológica. Feuillets Radiol1979;114: 409-408
53. Landay MJ. Veia Azygos encostada à parede posterior do brônquio principal direito e do brônquio do lobo superior: uma variante normal da TC. AJR Am J Roentgenol 1983;140:461-2.
54. Monnier J.P., Tubiana J.M., Cahier de radiologie, tome 3: le poumon, Masson, Paris,
55. Mathieu Lederlin. radiologia torácica. Principais síndromes. CHU Rennes.
56. Maccia C, Ducou Le Pointe H, Fery-Lemonnier E, Nadeau X, Montagne JP, Charpentier E, et al. Placas fotoestimuláveis ou películas convencionais para imagiologia pulmonar à beira da cama em radiologia pediátrica? Um estudo comparativo da qualidade da imagem e da dose no paciente. J Radiol 1996;77:1129-34.
57. Medlar EM. Variação nas fissuras interlobares. AJR Am J Roentgenol 1947;57:723-5.
58. Naidich JB, Naidich TP, Hyman RA, Schwartz K, Goldman MA, Pudlowski RM. A localização do sinal da costela grande da patologia pulmonar basal em projeção lateral utilizando a ampliação diferencial dos dois hemitóraxes. Radiologia 1979; 131: 1-8
59. Piver D, Bisseret D, Bertrand G, Sans N, Brillet PY. Síndrome brônquica. EMC - Radiologia e imagiologia médica - cardiovascular - torácica - cervical 2016;11(4):1-16 [Artigo 32-360-C-10].
60. Palayew MJ. A faixa traqueo-esofágica e a banda traqueal posterior. Radiologia 1979; 132: 11-13.

61. Proto AV, Speckman JM. A radiografia lateral esquerda do tórax (parte um). Med Radiogr Photogr 1979; 55: 30-76.
62. Proto AV, Speckman JM. A radiografia lateral esquerda do tórax (parte dois). Med Radiogr Photogr 1980; 56: 38-64.
63. Proto AV, Ball Jr. JB. A fissura maior superolateral. AJR Am J Roentgenol 1983;140:431- 7.
64. Putman GE, Curtis AM, Westfried M, McLoud TC. Espessamento da faixa traqueal posterior. Um sinal de carcinoma de células escamosas do esófago. Radiologia 1976; 121: 533-536.
65. Prakash UB, Fontana RS. Functional classification of bronchial carinae. Chest 1984;86:770- 2.
66. Raymond Capdeville. Introdução à radiologia pulmonar. Tratado de Radiodiagnóstico III - Creur-poumon: 32- 330-A-05 (1995).
67. Raasch BN, Carsky EW, Lane EJ, O'Callaghan JP, Heitzman ER.Anatomia radiográfica das fissuras interlobares. Estudo de 100 espécimes. AJR Am J Roentgenol 1982 ; 138 :1043-1049.
68. Remy J, Lemaitre L, Smith M. Die Topographisch-RadiologischeAnatomiedesRechtensubkarinarenundretrobronchialen Pulmonalen Recessus. Radiologe1981; 21: 324-329.
69. Rowlands JA. Sistemas de raios X digitais baseados em selénio amorfo. AJR Am J Roentgenol 1996;167:409-11.
70. Rowlands JA, Zho W, Blevis IM, Waechter DF, Huang Z. Radiologia digital de ecrã plano com selénio amorfo e leitura de matriz ativa. Radiographics 1997;17:753-60.
71. Raasch BN, Carski EW, Lane EJ. Anatomia radiográfica das fissuras interlobares: um estudo de 100 espécimes. AJR Am J Roentgenol 1982;138:1043-9.
72. Raasch BN, Carsky EW, Lane EJ, O'Callaghan JP, Heitzman ER. Anatomia radiográfica das fissuras interlobares: um estudo de 10 espécimes. AJR Am J Roentgenol 1982;138:1043-9.
73. Rost RC, Proto AV. Ligamento pulmonar inferior: aspeto na tomografia computadorizada. Radiologia 1983;148:179-83.
74. Shields JE, Holtz S. The retrotracheal space (O espaço retrotraqueal). Radiologia 1976; 120: 19-23
75. Szamosi A. Borda anterior do átrio esquerdo em filmes cardíacos convencionais. Ata Radiol Diagn 1978; 19: 57-63
76. Schaefer-Prokop CM, Prokop M, Schmidt A, Neitzel U, Galanski M. Radiografia com selénio versus fósforo de armazenamento e radiografia convencional na deteção de lesões torácicas simuladas. Radiologia 1996;201:45-50.
77. Scannell JG, Boyden EA. Um estudo das variações dos segmentos broncopulmonares no lobo superior direito (em 13 espécimes injectados). J Thorac Surg 1948;17:303-8.
78. Sealy WC, Connally SR, Dalton ML. Nomeando os segmentos broncopulmonares e o desenvolvimento da cirurgia pulmonar. Ann Thorac Surg 1993;55:184-8.
79. Tran R, Montaudon M, Latrabe V e Laurent F. Síndrome do Mediastino. Encycl Méd Chir (Editions Scientifiques et Médicales Elsevier SAS, Paris, todos os direitos reservados), Radiodiagnostic - Coeur-Poumon, 32-360-P-10, 2001, 19 p.
80. Uffman M, Neitzel U, Prokop M, Kabalan N,Weber M, Herold CJ, et al. Radiografia torácica com detetor de painel plano: efeito da tensão do tubo na qualidade da imagem.

Radiology 2005;235:642- 50.
81. Vincent J. Estudo anátomo-radiológico da incidência de perfil do tórax: resultados normativos e aplicações patológicas. [tese], Grenoble, 1976
82. Van Heesewijk HP, Neitzel U, Van der Graaf Y, de Valois JC, Felberg MA. Imagiologia digital do tórax com um detetor de selénio: comparação com a radiografia convencional para visualização de regiões anatómicas específicas do tórax. AJRAm J Roentgenol 1995;165:535-40.
83. Van Heesewijk HP, Van der GraafY, deValois JC, Felberg SA. Effect of dose reduction on digital chest imaging using a selenium detetor: study of detecting simulated diffuse interstitial pulmonary disease. AJR Am J Roentgenol 1996;167:403-8.
84. Wescott J, Ferguson D. A artéria pulmonar direita. Linha do eixo do átrio esquerdo (um método para medir o tamanho do átrio esquerdo em radiografias laterais do tórax). Radiologia 1976; 118: 265-267
85. Whalen JP, Meyers MA, Oliphant M, Caragol WJ, Evans JA. A linha retroesternal: um novo sinal de uma massa mediastinal anterior. AJR Am J Roentgenol 1973; 117: 861-862.
86. Whalen JP, Oliphant M, Evans JA. Extensão superior da linha extrapleural anterior. Radiologia 1975; 115: 525-531.
87. Yamashita H. Roentgenologic anatomy of the lung. Stuttgart: Thieme Verlag; 1978.

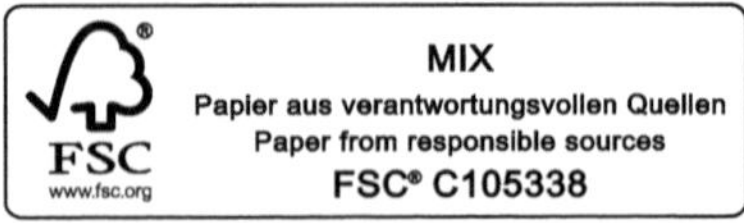

Printed by Books on Demand GmbH, Norderstedt / Germany